体 のトリセツ

あなたの不調を
ナースがやさしく解説

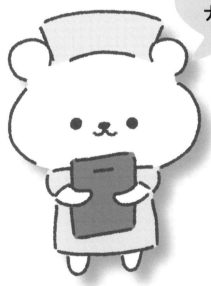

● 執筆者代表
渡邉眞理
湘南医療大学 保健医療学部看護学科
臨床看護領域（がん看護）教授

法 研

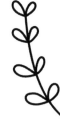

はじめに
自分の体の取り扱い方を 知っていますか？

　本書は、コロナ禍の影響で病院を受診することが困難になっていた時期に生まれた企画です。体調不良なのにすぐに病院に行けないようなとき、「自分の症状はどうして起こっているのか」「その症状に対して病院ではどのように対応してくれるのか」「自分で気をつけるべき点はどのようなことなのか」といったことを知ることができれば、少しは安心感につながるのではないでしょうか。

　本書では、「なんだか頭痛がする」「おなかの調子がよくない」などといったちょっとした不調から、生活習慣病、感染症、がんなどの重篤な病気まで、体に生じるさまざまな不調について、難しい表現を使わずにわかりやすく解説することを心がけました。

　「やさしく解説する」ということは、じつは難しいことで、特に病気のことは医師に説明を受けても今ひとつ理解できないことも多いのではないかと思います。

　本書は、さまざまな場で活躍している専門看護師や専門薬剤師の皆さまにご執筆いただき、読んでいただいた皆さまの不安をやわらげたり、読み物としても楽しめるような内容となっております。

　本書のおもな内容は下記の通りです。

第1章　身近な不調のトリセツ
貧血やめまい、便秘や下痢、熱中症や冷え、頭痛や片頭痛…、病気とまでは言えないけれど、日常生活で起こるさまざまな不調。これらはどのようにして生じ、どのように対応すればよいのか解説しています。

第2章　メンタルの不調のトリセツ
ストレスとはそもそも何でしょう？　メンタルの強い人と弱い人ってどこが違うの？　といったメンタルに関わる不調についてのとらえ方や、関わり方について解説しています。

第3章　生活習慣病のトリセツ

肥満や糖尿病などの生活習慣病はどうして起こるのでしょう？　生活習慣をどのように改めたらよいのでしょう？　生活習慣病とのつき合い方を解説しています。

第4章　感染症のトリセツ

私たちはなぜ感染症にかかるのでしょう？　感染症を防ぐにはどのようなことに気をつければよいのでしょう？　感染症が起こるしくみや対処法についてやさしく解説しています。

第5章　がんのトリセツ

日本人に多いがんと言われている、大腸がん、肺がん、胃がん、乳がん、前立腺がんについてわかりやすく解説し、がんと診断されたときの治療法や病気との付き合い方などを紹介しています。

第6章　さまざまな病気のトリセツ

日本人に多い脳梗塞や循環器疾患（心臓病）、認知症について、それらがどうして起こるのか、そして療養の仕方や治療を受けるときの注意点などを解説しています。

　本書の執筆にあたっては、大社理奈先生、岡多恵先生、鈴木姿子先生、相馬麻美先生、種市由香理先生、野口京子先生、原田知彦先生、三堀いずみ先生、谷島和美先生（五十音順）、にお力添えをいただきました。臨床の現場で患者さんの不安と向き合って来られた方々ならではの視点で、わかりやすく丁寧な原稿を仕上げてくださいました。心からの感謝を申し上げます。

　本書が、自分の体のことをよりよく知るきっかけとなり、不調が起こったときの拠り所となれれば幸いです。

執筆者代表　渡邉眞理

第1章 身近な不調のトリセツ

第2章 メンタルの不調のトリセツ

第6章　さまざまな病気のトリセツ

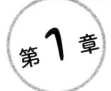

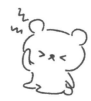

身近な不調のトリセツ

気圧の変化があると
なぜ人は体調を崩しやすいの？

人の耳の奥には気圧を感じるセンサーの役割をしている「内耳」という部分があります。内耳は感じ取った気圧の変化を脳に伝えます。脳は自律神経をコントロールしているため、気圧の変化により自律神経のバランスが乱れ、体調不良を起こします。

自律神経ってどんな役割を果たしているの？

　自律神経は循環、呼吸、消化、分泌、排泄、体温調節など、生命活動を維持する役割を担っています。自律神経はおもに瞳孔（どうこう）、気管、血管、心臓の筋肉、汗腺（かんせん）、消化管、膀胱（ぼうこう）、生殖器に分布しており、通常無意識に働いています（＝自律神経が支配している体の器官の動きは自分でコントロールできません）。

　自律神経には、交感神経と副交感神経があり、交感神経と副交感神経は、反対の働きをしています（→ p.50）。

　たとえば、交感神経は血圧を上げる働きがあり、副交感神経は血圧を下げる働きがあります。交感神経と副交感神経は、お互いのバランスをとって、体の調子を整えています。しかし、交感神経と副交感神経のバランスが崩れると、体調不良を引き起こします。

どんなときに自律神経は乱れるの？

　気温差が激しく気圧の変動が大きい春先、低気圧が続く梅雨の時期、夏から秋にかけての台風が多い時期、また、ストレスが溜まっているときなどに自律神経は乱れやすくなります。

自律神経が乱れるとどんな症状が出るの？

自律神経が乱れると、下図のようなさまざまな不調が起こります。

肩こり

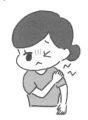

古傷の痛みや神経痛の悪化

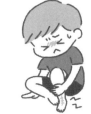

頭痛

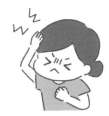

だるさ

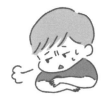

めまい

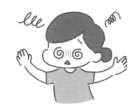

気分の落ち込み

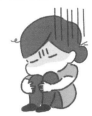

眠気

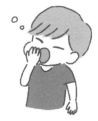

腰痛

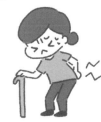

耳の症状（耳が痛い、聞こえづらい、耳鳴りがする）

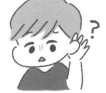

気圧の変化による体調不良を防ぐには

　毎日、天候とその日の体調の日記をつけて、自分の体調の傾向を知っておくとよいでしょう。また早寝早起きをして十分な睡眠をとるなど、生活リズムを整えることも大切です。

　症状がつらい場合には、がまんせずに病院を受診をしましょう。症状により受診する病院や診療科は変わってきますが、頭痛の場合は頭痛の専門クリニックもありますので、そちらを受診するとよいでしょう。

貧血やめまいは どうして起こるの？

貧血は、血液中の鉄分の不足、出血、血液の病気による赤血球の産生低下などが原因で起こります。めまいは貧血によって引き起こされることが多いですが、体の位置やバランスを保つ三半規管（さんはんきかん）などが障害されることによっても起こります。

貧血ってどんな状態？

血液の中には体内に入ってきた菌などと戦う細胞の白血球、血を止める細胞の血小板、酸素を体内の各組織に運び二酸化炭素を回収する赤血球があります。貧血とは、血液中の赤血球の数や、赤血球の中に含まれているヘモグロビンという血色素（けっしきそ）が不足した状態を言います。出血や、何らかの原因で赤血球の破壊が起こる病気（溶血性（ようけつ）貧血）、ヘモグロビンのおもな成分である鉄分の不足（鉄欠乏性貧血）、血液の病気による赤血球の産生低下などが原因として考えられます。

貧血で現れる症状

貧血の状態だと、酸素が体内の各組織に十分に運ばれません。脳にも十分な酸素が供給されないため、めまいが起こります。、めまい以外にも、頭痛、耳鳴り、だるさ、疲れやすさ、動悸（どうき）、息切れ、眼瞼結膜蒼白（がんけんけつまくそうはく）（あっかんべーをしたときに下まぶたが薄ピンクっぽくなる）などの症状を引き起こします。このような症状がある場合は内科を受診しましょう。血液の病気の専門は血液内科なのですが、どの病院でもある科ではないため、最初は内科のクリニックなどを受診するとよいでしょう。

めまいとは?

　めまいとは、自分や周囲のものが動いていないのに動いているように感じる状態を言います。「目が回る」「フラフラする」「立ちくらみがする」などがめまいの症状です。

　人間の耳の中には体の位置やバランスを保つための三半規管などがあり、ここが障害されるとめまいが起こります。たとえばメニエール病、内耳炎です。メニエール病や内耳炎の場合、難聴、耳鳴り、耳の閉塞感なども起こります。

　また、脳の小脳や延髄と呼ばれる部分に障害が起こると、神経に異常が出てしまい、めまいが起こります。めまい以外にも、頭痛、手足や口周囲のしびれ、舌のもつれ、脱力感、姿勢や歩行の異常、飲み込みの悪さ、物が2重に見えるなどの症状も出ることがあります。

　耳や脳の異常以外にも、自律神経の機能に異常をきたしていたり、動脈硬化などによる血圧異常などによってもめまいは起こります。めまい以外に、吐き気・嘔吐、下痢、冷汗、顔色が悪くなるなどの症状が起こっている場合は、すぐに病院で診察を受けてください。また、めまいがあると転倒しやすいので気をつけてください。ストレスがめまいの原因となることもあるのでストレス緩和に努めましょう。

〈めまいの種類〉

❶ 回転性めまい

自分が動いていないのに、周囲や天井がグルグル回る

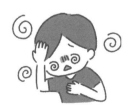

❷ 浮動性めまい

体がフワフワ浮いたような感覚になり、まっすぐに歩けない

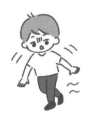

❸ 立ちくらみ

立ち上がったときにクラクラしたり、長時間立っていると目の前が暗くなったりする

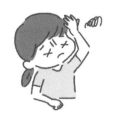

11

タバコやアルコールって どうして体に悪いの？

タバコやアルコールには、ニコチンやエチルアルコールといった体に有害で、依存性の高い成分が含まれています。特に喫煙はがんをはじめ、脳卒中や虚血性心疾患、慢性閉塞性肺疾患（COPD）や結核、2型糖尿病、歯周病など、多くの病気との関連が判明しており、予防できる最大の死亡原因であることがわかっています。

ニコチンってどんな物質？

タバコの葉に含まれているニコチンという成分は、化学物質としては毒物として指定されており、依存性がとても高いものです。

喫煙によって体内に取り込まれると、急速に全身に広がって中枢神経にあるニコチン性アセチルコリン受容体にニコチンが結合することで、報酬系と呼ばれる神経回路に作用して心地よさをもたらします。喫煙の習慣をなかなか止めることができないのは、このしくみが強い薬物依存を引き起こすためです。

〈タバコに含まれる有害物質〉

1 ニコチン	強い依存性があり、動脈硬化を促進させる
2 タール	発がん性物質が含まれている
3 一酸化炭素	血液の流れを悪くして酸欠状態を引き起こす

タバコの煙は吸わない人にも害が及ぶ

タバコの煙にも、とても多くの化学物質、発がん物質が含まれています。その濃度は、タバコを吸う人が吸い込む煙よりも、タバコの先から立ち上がる煙のほうが多いのです。単にマナーの問題だけでは解決できない健康

12

問題になっており、世界的には、受動喫煙の健康被害は明白なものとして、分煙ではなく全面禁煙化が進んでいます。

喫煙による健康への影響

喫煙は、脳卒中や結核など多くの病気と関係しており、喫煙を始める年齢が若いほど、がんや循環器疾患のリスクを高めるだけでなく、総死亡率が高くなることもわかっています。

そして、2021年の統計（厚生労働省「人口動態統計（確定数）」）では、がんの中で最も死亡率が高いのは、喫煙が大きく影響する「気管、気管支および肺がん」となっています。

また、女性では、本人が喫煙者でなくても、受動喫煙によって妊娠・出産に悪影響がおよびます。

〈喫煙がリスクになる病気〉

- がん（肺がん、鼻腔・副鼻腔がん、咽頭がんなど）
- ニコチン依存症
- 慢性閉塞性肺疾患（COPD）
- 呼吸機能低下
- 結核
- 虚血性心疾患
- 腹部大動脈瘤
- 末梢性の動脈硬化
- 2型糖尿病
- 早産や低出生体重・胎児発育遅延

「喫煙と健康 喫煙の健康影響に関する検討委員会報告書 2016」厚生労働省

タバコ対策って知ってる？

日本では、タバコに関する情報提供、未成年者の喫煙防止対策、受動喫煙防止対策、禁煙希望者の禁煙支援などが行われています。

日本循環器学会など9学会が2005年に作成した「禁煙ガイドライン」によると、「喫煙は喫煙病（依存症＋喫煙関連疾患）という全身疾患であり、積極的禁煙治療を必要とする患者である」という考え方が表明されています。そして、2006年から、ニコチン依存度の高い患者に対する禁煙治療に健康保険が適用されるようになりました。

禁煙外来の治療とは？

禁煙外来とは、タバコをやめたい人のために病院に設けられた専門外来のことを言います。2006年から、ニコチン依存症の基準を満たしている場合、禁煙外来での治療が保険診療の対象となり、行動療法と薬物療法を組み合わせて行ったりします。

ニコチンパッチ、ニコチンガムは、一般用医薬品として薬局などで購入することもできます！

治療期間は、12週（3ヵ月）5回が基本です。費用は、13,000円～20,000円程度（3割負担の場合）。1日1箱吸う人であれば、タバコ1箱600円前後で換算して、禁煙治療のほうが安くすみますね。

「薬」にも「毒」にもなるアルコール

「かんぱ～い!!」仕事終わりのその1杯を飲むために、1日がんばる！なんてこと、経験ありませんか？ おいしいお酒は1日の疲れを癒し、ストレスを軽減させてくれるものです。

「酒」とは、アルコールを1%以上を含む飲料のことを言いますが、飲み方しだいで、薬にも毒にもなります。

お酒を飲むと胃酸の分泌がさかんになり、消化を助け、食欲が増進されたり、精神的な緊張をほぐし、ストレスが軽減されることがあります。また「飲みニケーション」という言葉が流行ったこともありましたが、コミュニケーションを円滑にする助けとなる場合もあります。

そのいっぽうで、「急性アルコール中毒・アルコール依存症・キッチンドリンカー」などというネガティブなイメージの言葉も聞いたことはありませんか？

〈適量とされる飲酒量の目安〉

	適量	アルコール度数	純アルコール量
ビール	中瓶1本 500mL	5%	20g
清酒	1合 180mL	15%	22g
ワイン	グラス1杯 120mL	12%	12g

飲酒をすると、アルコールは胃から約20%、小腸から約80%が吸収され、血液で全身を巡ります。そして、アルコールは肝臓で代謝され、アセトアルデヒドになりますが、日本人はアセトアルデヒドを分解する酵素の働きが弱いため、欧米人に比べてお酒に弱い人が多いのです。

アルコールが健康に与える悪影響

アルコールは、肝臓・すい臓障害、生理不順などの性腺機能障害、脳の機能低下などの臓器障害や、急性アルコール中毒、アルコール依存症などを引き起こすこともあります。

「毒」ではなく、体に「薬」となるように、適度な飲酒量を守って、楽しいお酒とのつき合い方をしていきましょう!!

〈アルコールによるおもな健康被害〉

急性アルコール中毒	アルコールの摂取により、主として一過性に意識障害を生じる（酩酊）。意識レベルが低下し、嘔吐、呼吸状態が悪化するなど危険な状態に陥ることもある
肝臓病	はじめに起こるのはアルコール性脂肪肝で、その後一部の人はアルコール性肝炎になり、重症化すると肝硬変や肝臓がんに至る
すい臓病	アルコールの飲み過ぎが、多くのすい臓病の原因となっている。特に慢性すい炎の状態ではアルコール依存症になっている場合が多く見られる
メタボリックシンドローム	メタボリックシンドロームに関わる高血圧・脂質異常症・高血糖・内臓脂肪の蓄積・脂肪肝には、お酒の飲み過ぎが関与している場合が多数見られる
うつ、自殺	アルコール依存症とうつ病の合併は頻度が高い。アルコールと自殺も強い関係があり、自殺した人のうち1/3の割合で直前の飲酒が認められている
高尿酸血症、痛風	尿酸値が7.0mg/dLを超えている場合に高尿酸血症と判断され、痛風や腎障害などにも関連する。原因の1つはアルコールの過剰摂取とされている

喘息ってどうして起こるの？

喘息（ぜんそく）は、何らかの原因物質（アレルゲン）が気管支に炎症を起こすことで発症するアレルギー疾患です。発作がないときでも炎症があり敏感な状態にあるので、少しの刺激であっても反応します。アレルギーの原因が特定できるアトピー型と、それ以外の非アトピー型に大別されます。

喘息ってどんな症状？

　喘息は、気管支に炎症が起こることで、息苦しさなどの症状が起こる慢性のアレルギー疾患です。慢性的な炎症をくり返すことで、気管支が狭くなり、呼吸時にヒューヒュー、ゼーゼーといった音が聞こえる喘鳴（ぜんめい）＊や、ひどくなると呼吸困難などの発作が生じます。

　「小児喘息」という言葉を聞くこともあるかと思いますが、喘息は小児だけではなく、大人になってから発症することもあります。

〈喘息で見られるおもな症状〉

- ● ヒューヒュー、ゼーゼーという喘鳴がある
- ● せきが続き、ときに呼吸困難が起こる
- ● 症状は一過性だが、くり返し起こる
- ● 夜間から早朝にかけて症状が出やすい
- ● 冷たい空気、タバコの煙、ハウスダスト、運動などをきっかけに症状が出やすい
- ● 台風がきたときや、季節の変わり目などに症状が出やすい

これらの症状があるときは、喘息が疑われます

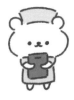

　＊喘鳴：空気の通り道である気道が狭くなったときに出る音

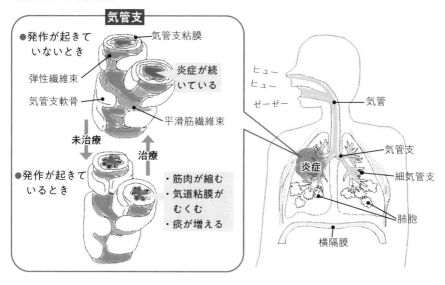

〈喘息の人の気管支〉

喘息の原因って何？

　喘息はアレルギー疾患であることから、アレルゲンに触れることが症状のおもな出現原因となります。

　下記のようなものが喘息を引き起こす原因となります。

　家の中は清潔に保つなど、アレルゲンの除去を心がけましょう！

アレルゲンとなるもの	アレルゲン以外の誘因
● ダニ ● ハウスダスト ● ペット ● 花粉 ● 食物	● 運動 ● タバコ ● 過労・ストレス ● 風邪などの感染症 ● 大気汚染 ● 天候・気温の変化 ● 香水などのにおい

喘息の治療はどのように行うの？

　喘息の治療では、気道の炎症を抑えて、発作が起きない状態にすることが大切です。薬による治療と身の回りのアレルゲンや悪化要因を減らす環境整備などの自己管理を継続して行う必要があります。

　使用する薬は、症状が安定しているときと、発作が起きたときで変わってきます。喘息は慢性の病気です。症状が出ていないからと治療を自己中断することがないようにしましょう！

〈喘息の治療に使う薬〉

症状が安定している場合に、継続して使用	● 気道の炎症を抑える薬、気管支を拡げる薬	吸入薬、飲み薬、貼り薬、注射薬
発作が起きたときに使用	● すばやく気管支を拡げ、症状を鎮めるために短期的に使用する薬	吸入薬や注射薬、または点滴

日常生活で注意したいことは？

　喘息の原因は人によって異なりますが、おもなアレルゲンであるダニ、カビ、ペットなどを取り除くには室内の対策が大切になります。

❶ ダニ対策：ホコリをためないことがポイント

　・換気を十分に行う

　・カーペットはなるべく使用しない

　・エアコンの掃除をこまめに行う

　・観葉植物、水槽をなるべく室内に置かない

　・寝具はよく干し、その後掃除機を丁寧にかける

❷ カビ対策：ダニ対策に加え、湿度を上げないように注意する

　・浴室、台所の十分な換気を心がける

・洗濯物の部屋干しはなるべく避ける

・加湿器は使用しない

❸ ペット対策：喘息がある場合、ペットは飼わないほうがよい

・ダニ、カビ対策を講じたうえで、ペットは室外で飼うようにする

・ペットはこまめに洗い、掃除と換気を十分に行う

・長期管理薬の増量など薬物治療の方法も変わってくるので医師に相談する

咳喘息って何？

風邪の症状が治まったにも関わらず、咳だけが8週間以上続いてる場合は咳喘息の可能性があります。咳喘息は、慢性的に咳のみが続く気管支の病気で、近年増加傾向にあり、再発をくり返すこともあります。

治療には吸入薬が用いられますが、咳が治まったからといって治療をすぐにやめてしまうと再発する可能性があるため、数カ月は治療を継続することが必要です。

また、約30％の方が喘息に移行するとも言われています。大人になってからの喘息は、身体的負担も大きいため、「咳が続く」ときは甘く見ないで、受診をしてみましょう！

咳喘息は、近年増加傾向にあります。
慢性的に咳のみが続く場合は、病院を受診してみましょう

近眼や老眼が起こるのはなぜ？

近視や遠視、乱視が起こるのは、目の屈折異常が原因と言われています。屈折異常は、角膜・水晶体が担う屈折力と、眼軸長（角膜から網膜までの眼球の長さ）のバランスの異常で起こります。眼軸長を変えることは難しいため、おもに屈折力を変更（矯正）することが治療になります。

近視とはどういう状態のこと？

視覚とは外界からの光刺激を受容し、対象の形・明るさ・色などの性状が「見える」という感覚です。

❶ 対象に当たって反射した光が、眼球内の網膜で受容される。

❷ 光刺激が電気信号に置き換えられ、視神経を伝わる。

❸ 信号が大脳の視覚野に送られる。

という機序で「見える」という感覚が生じています。

近視や遠視、乱視は光の屈折異常で生じると言われています。

近視とは、「眼球の形が前後方向に長くなって、目の中に入った光線のピントが合う位置が網膜より前になっている状態」です。近くははっきり見えるが遠くはぼやけて見えるのが、近視の症状です。

原因としては、遺伝因子と環境因子の両方が関与していますが、現在は、近くを見続ける活動（読書、パソコン、スマートフォン、デスクワークなど）の時間の増加にともない、環境因子による近視が増加していると考えられています。

40歳以上の成人における近視の頻度については、約4割が近視、2050年には2人に1人が近視になると考えられています。

近視は、凹レンズで光線の屈折を弱め、ピントが合う位置を網膜上に合

わせることにより、鮮明に見えるようになります（病的近視を除く）。

　近視の屈折矯正には球面凹レンズの眼鏡、コンタクトレンズ（ハード、ソフト）、屈折矯正手術としてレーシック（LASIK）、有水晶体眼内レンズなどがあります。

老眼はどうやって起こるの？

　遠視（老眼）は加齢とともに水晶体の弾性が低下して固くなり、調整力が低下することによって起こります。調整力は加齢とともに低下し、高齢になればなるほど近くが見えづらくなります。

　老眼の治療は、調整力の不足を補うため凸レンズの眼鏡やコンタクトレンズを用います。近眼、老眼ともに、眼科を受診して正しい治療を受けることが必要です。

〈近視・遠視の違いと矯正レンズの役割〉

	解　説		矯正レンズ
正常	眼軸長と屈折力が合っており、網膜上に焦点がある		
近視（近眼）	眼軸長に対して屈折力が強く、網膜の前方に焦点ができるため、遠くのものがぼやけて見える		凹レンズで光の屈折を弱め、網膜上にピントを合わせる
遠視（老眼）	水晶体が固くなってしまい、眼底にピントが合わずに、近くのものがよく見えない		凸レンズで光の屈折を強め、眼底にピントを合わせる

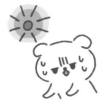

熱中症ってどうして起こるの？

「熱中症」は、高温多湿な環境に長時間いることで、体温調節機能がうまく働かなくなることで起こります。近年、「真夏日」（30℃以上）だけではなく、「猛暑日」（35℃以上）の危険な日も増えています。自分自身で熱中症にならないように注意することも大切です。

熱中症とは？

　熱中症とは、高温多湿な環境下で体温調節機能がうまく働かなくなり、体内に熱がこもった状態をさします。

　これは、屋外にいるときだけではなく、屋内でも同様です。体温調節機能が十分に発達していない子どもや、感覚機能や体の調整機能が低下している高齢者は、特に注意が必要です。熱中症患者のおよそ半数が65歳以上なのです。

熱中症の症状

　熱中症は、重症度によって次の3つの段階に分けられます。

Ⅰ度	現場での応急処置で対応できる軽症	●立ちくらみ（脳への血流が瞬間的に不十分になったことで生じる） ●筋肉痛、筋肉の硬直（発汗にともなう塩分の不足で生じるこむら返り） ●大量の発汗
Ⅱ度	病院への搬送を必要とする中等症	●頭痛、気分の不快、吐き気、嘔吐、倦怠感、虚脱感
Ⅲ度	入院して集中治療の必要性のある重症	●意識障害、けいれん、手足の運動障害 ●高体温（体に触ると熱い。いわゆる熱射病、重度の日射病）

どんなときに起こるの？

　気温・湿度が高い、風が弱い、日差しが強い、激しい労働や運動で体内に熱がこもっている、暑い環境に体が十分になれていない、などのときは熱中症が起こりやすいのです。たとえば、工事現場、運動場、体育館などでの長時間の活動には注意が必要です。

　また、持病（心疾患、糖尿病など）があると、体温調節機能が低下しやすくなる場合があります。

　飲酒も脱水を招く恐れがあるので、「お酒で水分をとっているから熱中症は大丈夫」と考えている方は要注意です。

どうしたら防げるの？

　それぞれの場所に応じた対策をとることが、とても重要です。

▌暑さを避ける

　室内では、扇風機やエアコンで温度を調節してください。エアコンは、我慢せずに使用することも必要です。遮光カーテン、すだれ、打ち水も効果的です。夜間の熱中症もありますので、室温もこまめに確認するとよいでしょう。

　屋外では、日傘や帽子を使用し、こまめな休憩をとり、外出する時間帯も考えて行動しましょう。

▌通気性のよい、吸湿性・速乾性のある衣服を着用

　保冷剤、冷たいタオルなどで、体を冷やすことも行っていきましょう！

▌こまめな水分補給を

　のどの渇きを感じなくても、こまめに水分・塩分、スポーツドリンクなどを補給しましょう。

熱中症かな？　と思ったら

チェック1

熱中症を疑う症状がありますか？

めまい・失神・筋肉痛・筋肉の硬直・大量の発汗・頭痛・不快感・吐き気・嘔吐・倦怠感・虚脱感・意識障害・けいれん・手足の運動障害・高体温　など

↓はい

チェック2

呼びかけに応えますか？　**いいえ→**

救急車を呼ぶ

救急車が到着するまでの間に応急処理を始めましょう。呼びかけへの反応が悪い場合は、水分が気道に流れ込む危険があるので、無理に水を飲ませてはいけません

↓はい

涼しい場所に避難し、服をゆるめ体を冷やす

↓

チェック3

水分を自力で摂取できますか？　**いいえ**

涼しい場所に避難し、服をゆるめ体を冷やす

保冷剤など冷たいものがあれば、首の周り、わきの下、太もものつけ根などを集中的に冷やしましょう

↓はい

水分・塩分を補給する

大量に汗をかいている場合は、塩分の入ったスポーツドリンクや経口補水液、食塩水がよいでしょう

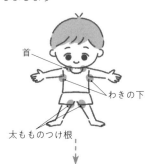

首

わきの下

太もものつけ根

↓

チェック4

症状がよくなりましたか？

↓はい

医療機関へ

本人が倒れたときの状況を知っている人がつき添って、発症時の状態を伝えましょう

そのまま安静にして十分に休息をとり、回復したら帰宅しましょう

厚生労働省 HP をもとに作成

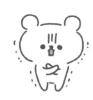

冷え性ってどうして起こるの？

冷え性とは、体温調節のしくみがうまく働かなくなって引き起こされる症状です。原因は、多岐にわたりますが、薄着や過度な冷房などが原因となるほか、自律神経の乱れ、ホルモンバランスの乱れ、血流の悪さ、筋肉量の不足などがあります。

冷え性ってどういう状態？

広辞苑で調べてみると、じつは「冷え症」という単語はなく、「冷え性」とは「冷えやすい体質、血液循環のよくない体、特に足・腰などが冷える女性の体質」とあります。

冷えが発症する部位や時期などはさまざまですが、よく見られるのは、手足など先端の冷感です。冷えがひどくなると、しもやけの症状なども見られるようになります。

また、長く続くと頭痛や肩こり、腰痛、関節の痛みやしびれ、吐気や嘔吐、下痢などの消化器症状、イライラや集中力の低下などを引き起こすこともあります。

〈冷え性のタイプ〉

「末梢冷えタイプ」
手足の先など、体の末端が冷える

「おなか冷えタイプ」
おなかが冷える

「のぼせタイプ」
手足の先は冷えているのに、頭はのぼせている

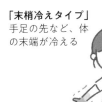
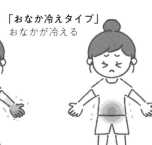
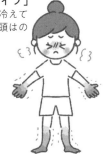

どこを受診すればいいの？

冷えの症状がつらいときは、主たる症状がある科を受診するのがよいでしょう。内科（総合診療科）なら、末梢の血流に障害を与える病気の可能性があるのか？　女性の場合は、更年期症状とも重なっていないか？　などの視点で診てもらえるとよいでしょう。

冷えを防ぐには

冷えは、生活習慣病に起因する場合もあるため、普段の生活習慣の見直しをすることも必要です。

冷えを防ぐために注意したいポイント

- 規則正しい生活をしましょう
- １日３食、できれば決まった時間に食事をとりましょう（朝食は抜かずにしっかりとることが大切です）
- 栄養バランスを考えましょう
- 冷たい食べ物、飲み物はなるべく控えましょう
- 適度な運動をしましょう
- 睡眠をしっかりとりましょう
- 入浴はシャワーだけですませずに、湯船に入ってしっかり体を温めることを心がけましょう
- 血行改善をめざしましょう
- 締め付けの多い衣服を着用せず、できるだけ、ゆったりしたものを着用することを心がけましょう（寒いとき、冷房が強いときなどは、体を冷やさないように、衣類や羽織るもので調整をしましょう）
- ストレスをためないように気をつけましょう。上手に気分転換を図ることも重要です

季節の変わり目に肌トラブルが起きるのはなぜ？

春や秋は花粉、夏は紫外線、冬は乾燥……と季節ごとに肌にトラブルを起こす原因はさまざまです。季節ごとの肌トラブルへの対処法を見てみましょう。

トラブルのない肌ってどんな状態？

　季節の変わり目には肌が乾燥したり、しみやしわ、吹き出物ができたりなどトラブルがつきものです。季節ごとの肌トラブルにはどのように対処したらよいのでしょうか。

　まずは健康な肌を見ていきましょう。皮膚は表皮・真皮・皮下組織の3層構造となっていて、表皮はさらに5層で構成されています。

〈肌のターンオーバー〉

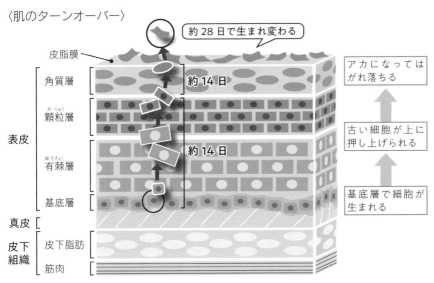

約28日で生まれ変わる

皮脂膜

表皮	角質層	約14日
	顆粒層（かりゅう）	
	有棘層（ゆうきょく）	約14日
	基底層	
真皮		
皮下組織	皮下脂肪	
	筋肉	

アカになってはがれ落ちる

古い細胞が上に押し上げられる

基底層で細胞が生まれる

27

表皮の厚さはわずか0.06〜0.2mmととても薄く、基底層の細胞が新しい細胞をつくり顆粒層までに至るには約14日間、これがアカとして角層からはがれ落ちるのに14日間かかると言われています。こうした肌のターンオーバーには約28日かかります。これは年代によって変化します。

　健康な肌はバリア機能が働いています。バリア機能には皮膚の保湿作用と保護作用があり、角質は常に10〜15%の水分を含んでいてみずみずしさを保っています。水分を保つためにアミノ酸などの自然保湿因子（NMF）やセラミドなどの角質細胞間脂質、皮脂膜が働いています。皮脂は水分と混ざり、皮膚表面に皮脂膜をつくることで水分の蒸発を防いだり、外部からの微生物や化学物質、光線などから肌を守っています。何らかの刺激でこれらのバランスが崩れると、乾燥肌や吹き出物などの肌のトラブルが発生するのです。

肌トラブルを起こす要因は季節ごとに違う

　季節による肌への刺激には違いがあります（→右図参照）。春はおもにスギ、秋にはブタクサなどの花粉が肌に接触することでアレルギー反応が起き、肌荒れを起こすことがあります。

　夏は紫外線によるダメージです。UV-Aは真皮に届いて、肌の弾力性を保つ働きのあるコラーゲンやエラスチンなどを変化させ、しわやたるみの原因となります。UV-Bは表皮に届き、火傷のような炎症を起こし、メラノサイトを刺激してしみの原因となるメラニンの生成を促します。

　冬になると、空気の乾燥や発汗の低下で乾燥肌になりやすく、表皮の保湿能力が低下します。すると表皮のバリア機能が低下するため、外部の刺激に弱くなり肌荒れを引き起こしやすくなります。

　では、季節ごとの肌トラブルにはどのように対処したらよいのでしょうか。まず、肌のバリア機能を高めるため、保湿を基本のケアとします。あわせて、肌のトラブルを引き起こす季節ごとの要因を肌に極力触れさせないようにして、ダメージを予防することが大切です。

季節ごとの肌トラブルの原因と対処法

● 花粉（おもにスギ）が肌に接触することで、炎症やかゆみなどの肌トラブルを起こす
● 進学・就職・異動などの環境変化がストレスになりやすい

 対策

● マスク
● 花粉予防スプレー
● 帰宅後すぐに洗顔

● 紫外線による外的刺激によって、肌トラブルが起きやすい
● 汗の蒸発によって肌の水分も奪われる
● 冷房による乾燥

 対策

● 日焼け止め、UV 対策
● 帽子や日傘

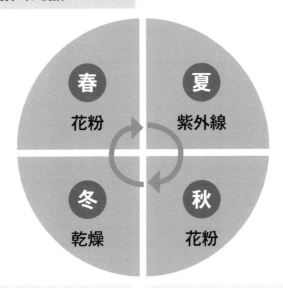

● 空気の乾燥によって、表皮の保湿能力が低下する
● 寒さによる血行不良で、肌の新陳代謝が鈍くなる

 対策

● 保湿ケア

● 花粉（おもにブタクサ）が肌に接触することで、炎症やかゆみなどの肌トラブルを起こす
● 空気が乾燥し、肌もかさつきがちに

 対策

● マスク
● 花粉予防スプレー
● 肌の保湿

頭痛と片頭痛の違いって何？

頭痛は痛くなる部位、原因、頻度等の特徴によって分けられています。片頭痛はそのうちの1つです。ここでは、片頭痛についてくわしく解説していきます。

頭痛はどのように分類されるの？

　頭痛は一次性頭痛と二次性頭痛に分けられ、ほかの病気などの原因がないものを一次性頭痛と言います。一次性頭痛には片頭痛、緊張型頭痛、群発頭痛があります。

〈一次性頭痛の特徴〉

	片頭痛	緊張型頭痛	群発頭痛
痛みの種類	● ズキンズキンと脈を打つような痛み	● 締めつけられるような痛み	● 目の奥がえぐられるようなひどい痛み
発生場所	● 頭の片側（ときに両側）	● 頭の両側、頭全体、後頭部	● 片側の目の奥
持続時間	● 4時間〜3日	● 30分〜7日	● 15分〜3時間
頻度	● 週2回から月1回程度	● ときどき、またはほぼ毎日	● 1〜2ヵ月間集中してほぼ毎日
痛み以外の症状	● 光や音が気になる ● 悪心・嘔吐	● 肩や首のこり	● 痛みと同じ側に涙が出たり、充血や鼻水・鼻づまりが起こる
おもな原因	● 精神的ストレス ● 月経 ● 睡眠不足・睡眠過多 など	● 目の疲れ ● 長時間の同一姿勢 など	● アルコール

片頭痛とは

　片頭痛は、頭の片側または両側が痛んで生活に支障が出る頭痛で、吐き気や嘔吐が生じたり、光や音、においに敏感な状態をともなったりすることもあります。15歳以上を対象とした日本全国調査＊では、片頭痛の年間有病率は 8.4％と報告されています。

　片頭痛は、頭痛の前に起こる前兆（キラキラした光・点・線が見える、視野の一部が見えなくなる、チクチク感がある、感覚が鈍くなる、一時的に言葉がうまく話せなくなる等）のある片頭痛、前兆のない片頭痛、慢性片頭痛の３種類に分けられます。

〈片頭痛の種類と特徴〉

片頭痛の種類	前兆のある片頭痛	前兆のない片頭痛	慢性片頭痛
おもな特徴	●前兆症状は５分以上かけて徐々に進展する ●前兆症状は５〜60分持続する ●前兆にともなって、あるいは前兆出現後60分以内に頭痛が発現する	●頭痛発作がくり返し起こる ●発作は 4 〜 72 時間持続する ●片側性、拍動性の頭痛 ●中等度〜重度の強さ ●日常的動作により頭痛が増悪する ●悪心、光過敏、音過敏をともなう	●月に 15 日以上の頻度で３ヵ月を超えて起こり、少なくとも月に 8 日の頭痛は片頭痛の特徴をもつ

片頭痛の症状や、タイプを知ることで、適した対処法につなげられるといいですね

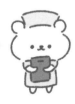

＊ Sakai F, Igarashi H. Prevalence of migraine in Japan: a nationwide survey. Cephalalgia. 1997 Feb;17（1）:15-22. doi: 10.1046/j.1468-2982.1997.1701015.x. PMID: 9051330.

片頭痛はどうして起こるの？

片頭痛が起こるメカニズムは、さまざま提唱されていますが、下記の3つが広く知られています。

❶ 神経説：脳の神経細胞の活動異常が原因で起こる

❷ 血管説：片頭痛の前兆のとき、セロトニンという物質が血管を収縮し、その後血管が拡張する際、頭痛が生じる

❸ 三叉神経説：ストレスなどで顔の感覚を脳に伝える末梢神経の1つである三叉神経が刺激されると、三叉神経からサブスタンスP、カルシトニン遺伝子関連ペプチド（CGRP）などの神経伝達物質が放出され、血管が拡がり、炎症を起こす物質が血管の外に染み出す。その結果、血管周囲の炎症が起こる

また、片頭痛を引き起こすトリガーとなり得るものには、ストレス、睡眠の過不足や、天候の変化（特に低気圧）、月経周期、空腹時に摂取した特定の食べ物（チョコレートやチーズ、ワインなど）などがあげられています。

片頭痛の治療

片頭痛の治療には、急性期治療と予防治療があります。

急性期治療は片頭痛発作を確実に速やかに消失させ、患者さんの身体機能を回復させることです。治療の効果は、治療薬の服用2時間後の頭痛の消失、または明らかな軽減で判断します。

急性期治療の効果が不十分の場合には、予防治療が行われます。

予防治療の目的は

❶ 発作頻度の減少、重症度の軽減と頭痛持続時間の短縮

❷ 急性期治療への反応性の改善

❸ 生活機能の向上と生活への支障を軽減させる　ことです。

また、急性期治療薬の乱用は薬剤の使用過多による頭痛（MOH：

medication-overuse headache）を誘発するので、急性期治療薬の過剰な使用がある場合も予防治療が必要となります。

〈片頭痛の治療とおもな治療薬〉

＊随伴症状とは、頭痛以外に起こる、悪心・嘔吐、光や音、においへの過敏などの症状のことです

急性期治療薬
片頭痛が起きたときに、痛みや随伴症状＊を抑える薬

＋

予防治療薬
発作や随伴症状が起きないようにする（軽くする）薬

急性期治療の薬	❶ アセトアミノフェン	❷ 非ステロイド系消炎鎮痛薬
	❸ トリプタン	❹ エルゴタミン
	❺ 制吐薬	
予防治療の薬	❶ 抗CGRP抗体	❷ 抗CGRP受容体抗体
	❸ 抗てんかん薬	❹ β遮断薬
	❺ 抗うつ薬	❻ A型ボツリヌス毒素

「慢性頭痛の診療ガイドライン2013」一般社団法人日本頭痛学会より、予防療法の薬効Group1のみを抜粋

片頭痛の改善には生活習慣も大切

　片頭痛の改善には、生活習慣の見直しも大切です。まず、規則正しい生活を送るようにしましょう。睡眠は長過ぎても短か過ぎても片頭痛の原因となります。自分にとって適度な睡眠時間を探すようにしましょう。また、ストレスも片頭痛の原因となります。ストレスをうまく発散できるような趣味をもつのがおすすめです。痛みがないときは適度な運動も効果的です。
　片頭痛のトリガーとなる要因を避けることも大切です。たとえば、発作時に光がわずらわしく感じる人は、サングラスやキャップを携帯しておくなど、強い光に備えるような工夫をしましょう。

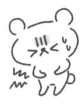

便秘や下痢はどうして起こるの？

食べ物が胃に入ると大腸が刺激されて便を肛門のほうに送り出す運動が起こります。その運動によって人は便意が起こり排便します。大腸は便に含まれる水分を吸収する役割があり、吸収された水分量で便の硬さが変わります。

便秘の種類と対処法

便秘が起こるおもな原因には次のようなものがあります。

❶ 食事性便秘 繊維の少ない偏った食事をしている、また食事量が少ないことにより起こる。

> **対処法** 繊維の多い野菜や果物を摂取すると改善するので、繊維の多い野菜や果物（ゴボウ、カボチャ、オクラ、ヤマイモ、ホウレン草、キャベツ、キノコ類、バナナ、グレープフルーツなど）を意識的に摂取してみましょう。

❷ 習慣性便秘 便意を何度も我慢したり、下剤や浣腸を乱用したりすることで起こる。

> **対処法** 規則的な排便を習慣化することで改善します。決まった時間にトイレに行き、排便習慣をつけてみましょう。

❸ 弛緩性便秘 大腸の緊張の低下や運動の鈍化、腹筋の衰えにより排便時に十分に腹圧がかけられないことで起こる。

> **対処法** 繊維の多い食事をしたり、適度な運動をすること、便秘薬を飲むことで改善します。市販の便秘薬を飲むときは薬局の薬剤師に相談して内服しましょう。

❹ けいれん性便秘 ストレスなどによって腸がけいれんし、その部分が

狭くなるため通りが悪くなり、便を肛門に送り出すことが妨げられて起こる。

対処法 ストレスを緩和させましょう。消化管の運動を調節する薬を飲むと改善することがあるため、消化器内科の医師に相談してみましょう。また、不安を落ち着かせる薬を飲むことで改善するため、心療内科の医師に相談してみるのもよいでしょう。

❺ 大腸の病気による便秘 大腸がんなど

対処法 大腸の病気を治療しなければならないため、消化器内科や消化器外科を受診しましょう。

下痢の種類と対処法

下痢が起こるおもな原因と対処法は下記のようになります。

❶ 感染性の下痢 細菌（病原性大腸菌など）、ウイルスに感染して腸の運動が異常に高まって起こる。下痢以外にも吐き気、嘔吐、発熱、腹痛などの症状がある。

対処法 消化器内科を受診しましょう。感染性の下痢により脱水など体調がさらに悪化することもあります。高熱、嘔吐、腹痛などの症状がある場合は、夜間や休日の場合は救急外来を受診しましょう。

❷ 非感染性の下痢 食べ過ぎ、お酒の飲み過ぎ、ストレス、アレルギー、薬の副作用により起こる。また、牛乳に含まれる乳糖を分解する酵素が欠乏している人は牛乳で下痢が起こる。

対処法 食べ過ぎ、お酒の飲み過ぎによる下痢は、食べ過ぎや過度の飲酒を避けます。ストレスが原因の下痢の場合はストレス緩和に努めましょう。薬のアレルギーの場合は、原因となる薬を飲み始めてから下痢が出るため、原因となった薬を処方した医師に相談しましょう。牛乳で下痢をしてしまう場合は、牛乳を少しづつ数回に分けて飲む、温めて飲むなども効果的です。また、牛乳以外のヨーグルトやチーズを牛乳の代わりに摂取してみるのもよいでしょう。

花粉症になる人とならない人の違いって何？

現在、日本人のおよそ4人に1人が花粉症だと言われていますが、花粉症を発症する人としない人の違いは、アレルギー素因（アレルギーのなりやすさ）をもっているかいないかです。アレルギーの起こるしくみについて見ていきましょう。

花粉症が起こるしくみ

　花粉が飛ぶ季節になると始まる、くしゃみ、鼻水、鼻づまりなどのアレルギー症状を「花粉症」と呼びます。医学用語では、「季節性アレルギー性鼻炎」です。

　花粉症とは、体内に入った花粉を異物として認識し、異物（抗原）に対して人間の体内で抗体をつくり、再度侵入してきたときに排除しようとする反応（抗原抗体反応）のことを言います。

　アレルゲンとは原因物質のことで、花粉、ハウスダスト、食物、ペットの毛などが含まれます。アレルゲンが体に入ると、免疫システムは異物を攻撃するために特定の抗体（IgE：免疫グロブリン）を産生します。IgE は免疫システムがアレルゲンに対して反応するための信号を送ります。

　次に、IgE が結合したアレルゲンが、免疫細胞の一種である顆粒球（好塩基球や肥満細胞）と結合します。この結合によって、顆粒球はヒスタミンなどの化学物質を放出し、炎症反応を引き起こします。これらの抗原抗体反応は体を守ろうとする反応なのですが、免疫反応が過剰となると、体にマイナスに働き、アレルギー反応となります。

〈花粉症のメカニズム〉

① 花粉（アレルゲン）を吸い込む
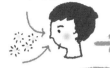

② IgE 抗体を産生
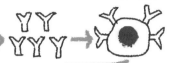

③ 顆粒球と IgE 抗体が結合

⑥ 免疫反応が過剰になると、くしゃみ、鼻水、鼻づまり、目の充血などのアレルギー症状を引き起こす
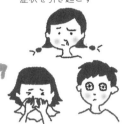

④ 再び花粉が入る

⑤ 顆粒球からヒスタミンなどの化学物質が分泌され、炎症反応を引き起こす
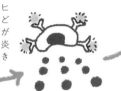

花粉症になる人とならない人

花粉症になる人はアレルギー素因をもっている

　花粉症を発症している人は、もともとアレルギー素因（アレルギーのなりやすさ）をもっていて、花粉（抗原）に対して抗体をつくり（感作）、花粉が体内に入ってきたときにアレルギー反応を起こす準備が整っています。

　アレルギー素因をもたない人はこの準備が体内で行われないため、花粉症を発症しません。つまり、アレルギー素因をもっているか否かで、花粉症になるかどうかに影響するのです。アレルギー素因は遺伝も大きく関与していて、家族全員が花粉症というご家庭も多いのではないでしょうか。

抗体の量が多いほど、花粉症を発症しやすくなる

　次に関係するのは、体内にできた抗体の量です。花粉が体内に入ってきたからといって、すぐに花粉症を発症するわけではありません。体内に入ってきた花粉（抗原）に対して、前述の免疫システムによって IgE 抗体がつくられますが、この過程には数年から数十年の準備期間を要します。花粉を曝露する量が多いほど、つくられる IgE 抗体の量が多くなり、この準備期間も短くなるため、花粉症を発症しやすくなります。

　加えて、花粉症を悪化させる要因として、飛散する花粉量の増加、食生活の変化、腸内細菌の変化、タバコ、寝不足などが挙げられています。これらの要因によって、花粉症になる人とならない人がいるのです。

骨折はどうしてなるの？
どうやって治るの？

骨折とは、何らかの原因によって骨が壊れることを言います。損傷した部位には痛みや腫れが生じます。骨の中には生きた細胞があり、骨折しても治る能力を備えているので、適切な治療が必要です。治癒にかかる期間は患者の年齢やけがの種類と重症度、ほかの障害など多くの要因によって異なります。

骨折の種類

　骨折は骨に力がかかって発生します。健康な骨では、かなり大きな力がかからないと骨折しませんが、骨全体が弱っていたり、骨の一部が溶けていたりすると（原発性あるいは転移性骨腫瘍・骨髄炎、骨軟化症、骨粗しょう症など）、弱い力でも骨折します。これを病的骨折と言います。

　また、弱い力でも同じ場所にくり返し長期間かかり続けると骨折することがあります。これを疲労骨折（スポーツ選手などに多い）と言います。

〈骨折しやすい部位〉

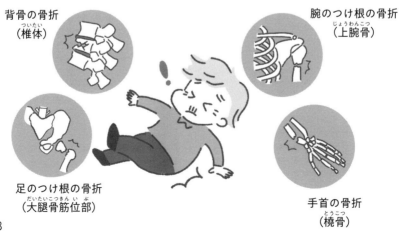

背骨の骨折
（椎体）

腕のつけ根の骨折
（上腕骨）

足のつけ根の骨折
（大腿骨筋位部）

手首の骨折
（橈骨）

骨折の種類としては、骨折と同時に皮膚が破れて骨折部が露出したものを開放骨折、骨折部が複雑に粉砕したものは粉砕骨折と呼びます。また、転位（ずれ）のないヒビだけの骨折を不全骨折と呼ぶことがあります。

骨折の症状

骨とその周囲は神経と血管が豊富なため、骨折するとその部位に痛みと腫れが出現します。骨折がひどい場合は、動かせなくなったり、外見が変形したりします。ほかにも機能障害や、変形（患肢の屈曲・内外転・回旋・短縮など）が起こります。

局所の腫れは受傷後2〜3日目に多く見られます。痛みの程度はさまざまですが、局所の自発痛、圧痛が生じます。また、多発外傷などの高エネルギー外傷の場合は、重要臓器損傷を合併している場合があるため、全身の観察が必要となります。特に骨盤骨折の場合は出血性ショックを生じることがあり、生命の危機状態となる場合があります。

骨折は、感染症、血流障害、神経損傷、脂肪血栓（骨折部の骨髄脂肪が、血流を経て脳梗塞・肺血栓を起こすことがある）、外傷性皮下気腫（肋骨骨折のときに、肺が損傷されて起こる）などの合併症を引き起こすこともあります。

骨折の診断はどのように行うの？

骨折の診断には、症状を確認し、X線写真を撮ります。ほとんどの場合はX線写真で診断がつきますが、骨折の転位（ずれ）がなかったり、X線写真に写りにくい骨折の場合は、普通のX線写真だけではなかなか診断できないことがあります。そのような場合にはCT検査を行います。自己判断でようすを見たりせずに整形外科を受診しましょう。

骨折の治療方法

骨折の治療は、❶ 整復（折れた骨の破片を正常な位置に戻す手技）、❷ 固定（ギプス、副子スプリントなどを使用）、❸ リハビリテーションが原

則です。骨の中には生きた細胞があり、骨折しても治る能力を備えています。しかし、条件を整えないと、骨はつきません。また、折れた部位や折れ方によって骨のつきやすさには差があります。一般に、骨折部のズレが小さく、骨折部の動きが少なく、骨折部に元気な細胞が多ければ、骨折した骨はつきやすいです。

この原則は手術する場合もしない場合も当てはまります。たとえばギプスで治す場合は、骨折部がグラグラしないようにギプスをつくります。手術する場合は皮膚を切開し、金属製の板や棒を用いて骨をとめてズレと動きを防ぎますが、骨折部の生きた細胞にも配慮して手術します。治療方法や骨癒合までの期間は、状況によりさまざまです。

ところで、骨折だけが治っても、その周囲が不健康になってはいけません。骨折部がグラグラしない限りは、その周囲の関節や筋肉は動かしたほうがよい場合が多く、必要以上の安静はかえってよくありません。

骨とカルシウム

カルシウムは骨の重要な構成成分です。カルシウムが骨に取り込まれることにより、新しい骨がつくられます。

いっぽう、古くなった骨は壊され、カルシウムが骨から溶け出します。このような流れが常にくり返され、骨が新しく置きかわることにより、骨の強さが保たれているのです。

また、カルシウムは血液中にも存在し、血液中のカルシウムの濃度は一定の範囲内に維持され、生命の維持に必要な多くの生理作用に関与しています。慢性的にカルシウムの摂取量が不足すると、カルシウムが骨から取り出される量が多くなるため、骨量が減少し、骨粗しょう症になる可能性が高くなります。骨の健康のためには、十分な量のカルシウムを摂取することが必要です。

骨折の予防対策をしましょう

骨折の予防は日常生活での骨折の可能性のある状況を予防し、安全を確保することです。高齢者の場合は家の中にも危険があります。手すり、滑

りにくい靴下、ポータブルトイレなどが予防に有効です。骨が折れやすくなる骨粗しょう症の対策も、年齢を重ねる前から始めることが重要です。

〈丈夫な骨をつくるには〉

食生活の見直し

カルシウムを1日
650mg以上とる

運動習慣をつける

骨密度アップを図る

日光浴

1日15分以上は日光を
浴びて、ビタミンDを
つくる

マグネシウム・ビタミンD・
ビタミンKを積極的にとる

骨粗しょう症には早めの対策を!

　特に65歳以上の人は、骨粗しょう症が原因で骨折することが多くなります。骨粗しょう症の危険因子には下記の原因があります。除去できる危険因子をできるだけ避けましょう。

〈骨粗しょう症の危険因子〉

除去できない危険因子	除去できる危険因子	
● 加齢	● カルシウム不足	● ビタミンD不足
● 性(女性)	● ビタミンK不足	● リンの過剰摂取
● 家族歴	● 食塩の過剰摂取	
● 遅い初潮	● 極端な食事制限(ダイエット)	
● 早期閉経	● 運動不足	● 日照不足
● 過去の骨折	● 喫煙	● 過度の飲酒
	● 多量のコーヒー	

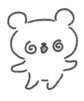

更年期障害って何？

更年期とは、生殖期（性成熟期）と非生殖器（老年期）の間の移行期を指し、卵巣機能が衰退し始め、完全に消失するまでの時期を指します。閉経の時期をはさんだ前後5年の約10年間を更年期とすることが一般的で、おおむね45〜55歳くらいが更年期と言われています。

更年期障害の症状にはどんなものがある？

　女性は、生殖年齢の終わりごろから卵巣の働きが低下し始め、月経周期が不調となり、やがて閉経（卵巣の活動がしだいに消失し、ついに月経が永久に停止した状態）を迎えます。更年期とは、閉経の時期をはさんだ前後5年間を指し、更年期に認められるさまざまな症状は更年期症状と言われます。更年期障害には、下記のような多種多様な症状があります。

〈更年期障害の症状〉

血管の拡張と放熱に関係する症状	そのほかのさまざまな身体症状		精神症状
●ホットフラッシュ ●のぼせ ●ほてり ●発汗 　　　　　　など	●手足の冷え ●疲れやすい ●息切れ・動悸 ●肩こり・関節痛 ●寝つきが悪い・不眠 ●膣の乾燥・性交痛 ●物忘れ・記憶力の低下 　　　　　　など	●だるい ●頭痛 ●めまい ●耳鳴り	●クヨクヨ ●憂うつ ●イライラ 　　　　　　など

　更年期障害の症状の出方には個人差が大きく、ほとんど症状を感じないまま更年期を終える人もいれば、いくつもの症状に悩まされる人もいます。

更年期障害の原因

　更年期の不調に大きく影響するのは、エストロゲンという女性ホルモンです。エストロゲンには下記のようにさまざまな作用がありますが、更年期の卵巣機能低下にともない、分泌量は大きくゆらぎながら低下していきます。

　このエストロゲンの急激な低下や恒常的な欠乏が、更年期障害の主たる原因とされていますが、ほかにもこの年齢の女性を取り巻く社会的・環境的要因（仕事や子育て、子どもの巣立ち、介護など環境のストレスなど）や、心理的・性格的要因（真面目でがんばり屋、神経質、完璧主義といった性格の人は、更年期の症状を感じやすい傾向にあると言われている）も症状に影響を与えていると言われています。

〈エストロゲンの作用と分泌量の変化〉

- ● 妊娠・出産
- ● 骨や血管を丈夫にする
- ● コレステロールを調整する
- ● 記憶力や集中力を保つ
- ● 肌や髪の潤い・ハリを保つ
- ● 気持ちを明るくし、精神を安定させる

エストロゲンはすごい働きをしているホルモンなのです！

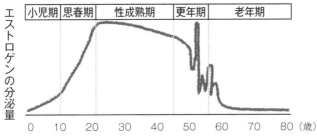

更年期障害の治療はどのように行うの？

　更年期障害の治療は、薬物療法とそれ以外の治療に分かれています。

　薬物療法には、女性ホルモンによるホルモン補充療法（HRT：飲み薬、貼り薬、塗り薬など）、漢方薬（当帰芍薬散・加味逍遥散・桂枝茯苓丸など）、抗うつ薬、症状により抗不安薬、睡眠薬、鎮痛薬などが処方されます。

　薬物療法以外には、カウンセリング、心理療法、運動療法、サプリメントの摂取などがあります。

　女性は40歳を過ぎるころから、子宮体がんや卵巣がんのリスクも上がってきます。また、更年期の不調だと思って見過ごしていると、甲状腺の病気やうつ、関節リウマチ、メニエール病、貧血、五十肩など、ほかの病気が隠れていたということもあります。

　更年期障害のさまざまな症状が出現したら、気持ちも落ち込みますが、女性専用クリニックなども増加していますので、ひとりで悩まずに適切な受診をしましょう。

〈更年期障害のおもな治療法〉

【薬物療法】	【薬物療法以外】
● ホルモン補充療法	● カウンセリング
● 漢方薬	● 心理療法
● 抗うつ薬	● 運動療法
● 症状によって、抗不安薬、 　睡眠薬、鎮痛薬　など	● サプリメントの摂取 　　　　　　　　　など

ひとりひとりの症状に合わせて治療法を組み合わせていきます。更年期の症状がつらいときは、ひとりで悩まずに女性専用クリニックなどを受診してください

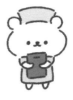

第**2**章

メンタルの不調のトリセツ

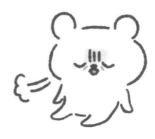

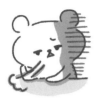

ストレスって何？

人の心と体の状態を風船にたとえると、心と体が健康なとき、風船はきれいな丸い形をしています。しかし、何か問題を抱えることなどがあると、それらが風船に加わる力となって風船はいびつな形になります。そのいびつな形になっている状態がストレスがかかっている状態と言えます。

楽しいイベントもストレスになる

　ストレス社会と言われる現代では、さまざまな不調の陰にストレスによる影響が隠れています。ストレスの原因となる外的刺激は「ストレッサー」と言われ、これを含めてストレスと表現されることもあります。

　ストレッサーには、暑さ寒さ、有害物質などの物理的・化学的なもの、病気や飢え、睡眠不足などの生理的なもの、職場や家庭における不安・緊張・怒りなど心理的・社会的なものなどがあります。人間では特に心理的・社会的ストレスが大きいとされています。

　何にストレスを感じるのかは人によっても違いますが、皆さんは自分にとって何がストレスとなっているか考えることはありますか？

　ストレスと聞くと、多くの方はネガティブなイメージが頭に浮かぶものと思います。しかし、ライフイベントとストレスの研究では「結婚」や「妊娠」といった一般的には喜ばしいライフイベントからもストレスを受けることがわかっています。

　自分にとって嫌なこと、避けたいことだけでなく、人間関係を含む環境の変化や楽しいイベントなどがストレスの要因となって、知らず知らずのうちに心と体の負担になっている、なんていうこともじつはあるのです。

ストレスが溜まるとどうなるの？

人がストレスを感じると、心の変化や体の変化など何らかの反応が生じます。ストレスによる反応はストレスによって何らかの負担がかかっているといった心と体のサインです。このサインを放っておくと、考え方にも変化が現れて自分のことをダメだと感じたり、周囲からわかるような行動の変化が現れます。さらに放っておくと自分だけでは対処が難しい状況になります。

ストレスによる反応は人それぞれですので、自分自身のストレスによる反応に気がつき、次にその反応が見られたときは早い段階で対処することがとても大切です。

〈心と体のサインの例〉

気分の変化	●イライラして怒りっぽくなった ●落ち込むことが増えた ●不安で落ち着かない ●やる気が出なくなる ●急に泣けてくる
身体面の変化	●頭痛がする ●食欲がない。もしくは食べ過ぎてしまう ●夜眠れない。もしくは寝過ぎてしまう ●手足が冷たくなる ●ため息をよくつくようになる ●胃がもたれる
行動の変化	●人付き合いがおっくうになり、人と会わなくなった ●今まで好きだった趣味を楽しめなくなった ●集中力が落ちて、仕事のミスが増えた ●遅刻や欠勤が増える ●酒やタバコの量が増える
考え方の変化	●自分だけがつらいという気持ちになる ●周りに多大な迷惑をかけている気持ちになる ●解決しないことを何度もくり返し考えてしまう ●「いつも」「どうせ」など決めつけて考えてしまう

ストレスに気づくには？

　ストレスやストレスによる反応についてご紹介してきましたが、ではどうやって自分のストレスやストレスによる反応に気づくことができるのでしょうか。

　それには「書き出す」ことが有効です。文字にして「書き出す」ことで自分の内側のモヤモヤとしたものを形として外側に出すことができます。どんな小さなことでもいいのです。日常で感じたイライラしたこと、イヤだったこと、気になることなどをすべて書き出してみましょう。

　家庭や育児、学業、仕事、人間関係、お金、健康など、おそらくたくさんあるはずです。それとあわせてそのときの心理面や身体面の変化も書き出します。たとえば、「急に雨が降ってきた」「イヤだな」「雨宿りする」「早く帰りたいな」など簡単なことでよいのです。

　自分がどのようなことにストレスを感じ、そのときにどのような反応が生じているかということに気づき、理解することが大切です。「書き出す」こと自体が自分自身で行えるストレスケアにもなります。日記のように日ごろから書き出す習慣をつけ、自分の心や体と向き合っていきましょう。

〈「書き出す」行為は有効なストレスケア〉

月　　日	どのようなストレスがあったか？
●月▲日	急に雨が降ってきた。 髪も服も濡れていやだな
●月▲日	好きなアイスを我慢したのに体重が増えた。 せっかく我慢したのにショックだな。
●月▲日	コーヒーを飲んだコップがテーブルに置きっぱなしにされている。 ちゃんと片付けて欲しいな。
●月▲日	最近忙しくて運動ができてない。 肩こり、腰痛がひどくなった気がする

何にストレスを感じて、自分の中にどのような反応が生まれたのかを端的に記載するものになります。1日いくつ書いてもかまいません。

48

自律神経失調症とは？

「自律神経失調症」。聞いたことはあるけれど、具体的によくわからない。そんな方も多いのではないでしょうか。自律神経失調症は、じつは医師たちが使用するガイドラインにあるような正式な病名ではなく、状態を指す言葉なのです。わかるようでわからない、自律神経失調症について見ていきましょう。

ヒトの体と神経の役割

ヒトの神経はまず、脳と脊髄からなる中枢神経と、中枢神経から体中にはりめぐらされている末梢神経の大きく2つに分けられます。

末梢神経はさらに、次の2つに分けられます。

❶ 体性神経：自分の意思で動かすことができる

❷ 自律神経：意思とは関係なく刺激に反応して体の機能を調整する

緊張して胸がドキドキするのは「自律神経」の働きで、それを落ち着かせようと大きく深呼吸するのは「体性神経」の働きとなります。

ここでようやく「自律神経」という言葉にたどり着きました。

〈中枢神経と末梢神経〉

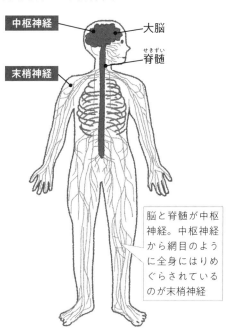

中枢神経　　　大脳

末梢神経　　　脊髄

脳と脊髄が中枢神経。中枢神経から網目のように全身にはりめぐらされているのが末梢神経

2つの働きでバランスをとる自律神経

　このように自分の意思とは関係なく働き、体の機能を調整する自律神経は、闘いに備えエネルギーを消費する「交感神経」と、休息しエネルギーを確保する「副交感神経」という2つの相反する役割を担っています。

　たとえばお化け屋敷に入っている状況を想像してみてください。いつ出てくるかわからないお化けに備えて「交感神経」が活発になって、瞳孔は開き、また心拍数は増加、血圧は上昇して「闘争か逃走（Fight or Flight）」に向けてエネルギーを消費する変化をもたらします。

〈交感神経と副交感神経の働き〉

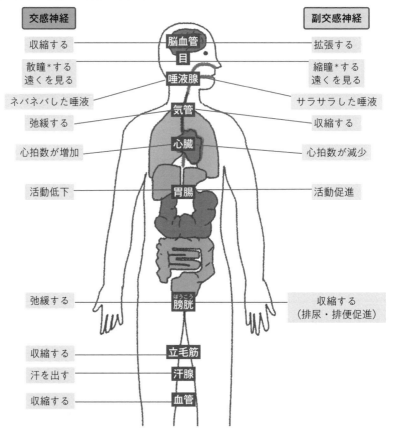

交感神経		副交感神経
収縮する	脳血管	拡張する
散瞳*する 遠くを見る	目	縮瞳*する 遠くを見る
ネバネバした唾液	唾液腺	サラサラした唾液
弛緩する	気管	収縮する
心拍数が増加	心臓	心拍数が減少
活動低下	胃腸	活動促進
弛緩する	膀胱	収縮する（排尿・排便促進）
収縮する	立毛筋	
汗を出す	汗腺	
収縮する	血管	

＊散瞳・縮瞳：瞳孔を広げることを散瞳、縮めることを縮瞳という

反対に食後にソファでゆったりしている状況を想像してみましょう。このようなときには心拍数は減少、血圧も低下、消化器官も活発に働き「安静と消化（Rest and Digest)」により、エネルギーを確保する変化をもたらします。

このように自律神経は、置かれた環境や刺激に合わせ、相反する役割を無意識に使い分けて体の機能を調整しています。

自律神経失調症とは

自律神経失調症とは、この自律神経が何らかの原因によって正常に機能しない状況を表します。その症状は多岐にわたり、だるい・眠れない・疲れが取れないといった全身症状から、動悸や息切れ、便秘や下痢などの器官の症状、気分の落ち込みや不安感などの精神症状など、さまざまな不調が生じます。

自律神経失調症の症状と診断

自律神経が乱れてしまう原因としては、不規則な生活、ストレスなどの刺激、更年期によるホルモンの乱れ（更年期障害）、神経質な性格傾向などが挙げられます。そのため、自律神経失調症という診断がつくのは、何らかの身体的精神的不調が続き、内科などの医療機関を受診したけれどもはっきりした原因が突き止められない、何らかの強いストレスがかかっているというような場合が多くなります。

また、明らかに精神的な不調をきたしている場合に暫定的に「自律神経失調症」という病名がつくこともあります。「自律神経失調症」と診断されるほうが、患者さんにとっていきなり精神科の病名を告げられるより少し不安がやわらぐイメージがあるためです。

いずれにしても、「自律神経失調症」の状態となったときは、自分の体と心にしっかり向き合うべきときが来ているのだと考えたほうがよいでしょう。

自律神経失調症が疑われたら

　強いストレスとともにさまざまな身体症状があるというようなときには、まずは内科など、体の診察をしてくれる病院の受診をお勧めします。調子が悪いのは忙しさのせい、ストレスのせいだと思っていたら、大きな病気が隠れていたというようなことも稀ではありません。まずは、治療が必要な体の病気が隠れていないかを、しっかり調べることが大切です。

　身体面では大きな問題がなく、ストレスの影響による自律神経失調が疑われる場合には、自律神経が乱れるに至った本質的な原因を探り、対策をとる必要があります。その際には精神科や心療内科、あるいはカウンセリングルームでの相談が役立つかもしれません。

自律神経を整えるには

　現代社会は、とかく交感神経が優位になりやすい社会だと思います。そのため意図的に副交感神経を優位にする工夫、リラクゼーションがとても大事になります。

　このリラクゼーションは、自分が「心地いい」「気持ちが休まる」と感じられれば、どんなものでもかまいません。自分なりのリラックス法をもっていることは、ストレスの多い現代社会においてはとても役に立ちます。

　次ページに紹介する「副交感神経を優位にするリラクゼーション」のほかにも、たくさんのリラクゼーション法があります。ぜひ自分に合った方法を見つけましょう。

自分が「心地いい」「気持ちが休まる」と感じることをやってみましょう。

副交感神経を優位にするリラクゼーション

❶ 呼吸法（腹式呼吸）
　おなかに手を当て、おなかがふくらむように息を吸い、おなかをへこませるように息を吐く呼吸を、ゆっくりくり返してみましょう。

❷ ストレッチ、ヨガ
　ストレッチでこわばった体をほぐしてみましょう。体をほぐすことが気持ちを楽にすることにもつながります。

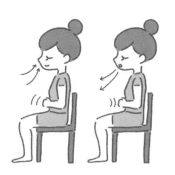

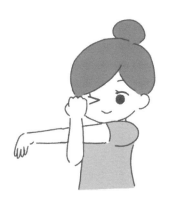

❸ アロマセラピー
　自分の好きな精油（エッセンシャルオイル）の香りをかぐ、マッサージや入浴に使用することでリラックス効果を得ることができます。

❹ 適度な運動
　ウォーキングなどの適度な運動は交感神経と副交感神経、それぞれのバランスを整え、運動後の爽快感も心身の健康につながります。

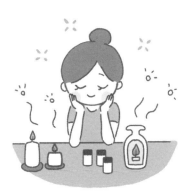

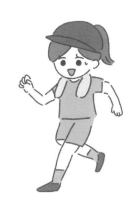

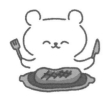

摂食障害はメンタル面も影響するの？

「若くありたい」「美しくありたい」「スリムでありたい」というのは、多くの人の願いではないでしょうか。芸能人や歌手などもスリムな人が多く、ダイエットの話題は事欠きません。しかし、健康を害すほどの「痩せ」は命に関わりますし、逆に食べることを止められない「過食」というものあります。ここでは、心の病の１つである「摂食障害」について見ていきましょう。

摂食障害とは

摂食障害とは、食行動の重篤な障害を特徴とする精神疾患です。極端な食事制限と著しい痩せを示す「神経性痩せ症」と、ムチャ喰いと体重増加を防ぐための代償行動をくり返す「神経性過食症」とに分けられます。

いずれも痩せ願望や肥満恐怖をもち、自己評価に対する体重・体型の過剰な影響があります。心身両面からの専門的治療が必要です。

神経性痩せ症

神経性痩せ症は体が必要とするカロリー摂取を制限し、正常を下回る体重の状態です（BMI：Body Mass Index　17 ～ 18 前後が病的かどうかの１つの目安）(→ p.72)。

極端な低体重であるにもかかわらず「1 ｇであっても体重を増やしたくない」という「肥満恐怖」があり、「100 ｇ体重が増えたから学校に行けない」など、体重や体型を示す数値が本人の自己評価に過剰な影響を与えます。極端な低体重になっているのに、本人はその深刻さを理解していないのも、神経性痩せ症の特徴です。神経性痩せ症の方は、感情を抑え込みやすく、悩みを人に伝えることが苦手、完全に納得できる結果でなければ

失敗と捉える白黒思考や完璧思考の傾向があると言われています。生きていくうえでの苦しさを「痩せ」による万能感や恍惚感（こうこつかん）で埋め合わせ、しだいに自分ではやめられない状況に陥ってしまいます。

神経性過食症

神経性過食症は、本人が過食を止められない「失コントロール感」が大きな特徴であり、短時間に詰め込むように食べてしまいます。過食後は体重を減少させるため自己誘発性嘔吐（おうと）（口に指を入れて吐く）、下剤や利尿剤の使用、過剰な運動などの「代償行動」が見られます。

「痩せ」を求めるという点では、神経性痩せ症と似ているのですが、自己肯定感の低さ、孤独感、無力感などの不快な感情が高まったときの対処行動としてムチャ食いをすると考えられています。

神経性痩せ症も神経性過食症も女性のほうが多く、女性の 100 ～ 110 人に 1 人は神経性痩せ症、60 ～ 70 人に 1 人は神経性過食症との報告もあります。

摂食障害かな？ と思ったら

摂食障害の方は自ら受診することが少なく、心身の健康や日常生活にさまざまな支障が生じてから、家族に連れられて受診することが多いという特徴があります。

治療には体と心の両面からのアプローチが必要となるため、精神科の診察も受けられる総合病院での受診を検討する必要もあります。何よりもまず「このままではまずい」と本人が思えることが治療にとっては大切です。

また、摂食障害では「家族の食事も本人が管理する」「過食のため買い置きができない」「過食代のために家計に影響がでる」など家族に大きな負担がかかることもあります。家族が、家族会に参加するなどしてサポートを受けたり、疾患に対する知識を得ることも重要になります。

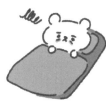

不眠症ってどうしてなるの？

睡眠に関連した病気を「睡眠障害」と言いますが、その中でも最も多いのが「不眠症」だと言われています。睡眠時間の減少、また質の低下により日常生活や仕事などに支障をきたす状態が週に2回以上、1ヵ月以上続くものを不眠障害と言います。不眠障害には睡眠自体に問題がある場合と、心や体の病気に付随して起こるものと大きく2つに分けられます。そのため、何が原因で眠れないのかに気づくことが重要なのです。

睡眠のしくみと不眠症

　人が眠るのは体の疲労を回復するため、また発達した脳をもつ人間が、積極的に脳を休ませるためだと言われています。睡眠が免疫を高めることもわかってきており、睡眠は健康を保つためにも重要な役割を果たしています。このように大事な役割をもつ睡眠ですが、どうして「不眠症」になるのか、どのような対応が必要なのかについて見ていきましょう。

　人の体には体内時計が備わっていて、地球の自転による24時間周期の昼夜変化に同調して、体温やホルモンの分泌なども変化します。睡眠も朝目覚めて明るい光を浴びてから、約14時間後より徐々に眠くなり、7～8時間後に自然に目覚めるよう体内時計がセットされています。しかし、IT化やグローバル化が進む現代社会では、自然な睡眠パターンが乱れ、睡眠時間が短くなるという問題も生じています。

〈不眠症とそのタイプ〉

① 入眠困難	● 夜なかなか寝付けない
② 中途覚醒	● 夜中に何度も目が覚める
③ 早朝覚醒	● 朝早くに目が覚めてしまう
④ 熟眠障害	● 十分な時間眠っているのに、よく眠れた気がしない

不眠症かな？ と思ったら

「眠れない」と聞くと、多くのみなさんは「何か大きなストレスがあるのかな？」と心の問題が原因であると考えるかもしれません。確かに「うつ病」「適応障害」「統合失調症」など、心の病の症状として不眠症が現れることがあります。不眠だけでなく、食欲の低下や気分の落ち込みなど心の問題が疑われる場合には、「精神科」や「心療内科」へ相談してみるとよいでしょう。

いっぽうで「心は元気だけどよく眠れない」「夜中にトイレで何度も目が覚めて眠れない」「家族に寝ているときに息が止まっている（睡眠時無呼吸症候群かも）と言われる」など、原因がはっきりしない不眠や体の問題が原因と思われるときには、内科などで相談してみるとよいでしょう。

日常生活の工夫で不眠症が改善することもあります。下記の「睡眠障害対処の12の指針」を参考に、できる工夫を取り入れてみましょう。

┤ 睡眠障害対処の 12 の指針 ├

❶ 良い睡眠で、体も心も健康に

❷ 適度な運動、規則正しい食生活をし、就寝前の喫煙やカフェイン摂取は避ける

❸ 良い睡眠は、生活習慣病の予防につながる

❹ 睡眠による休養感は心の健康に重要

❺ 日中の眠気で困らない程度の自然な睡眠時間を確保する

❻ 自分の睡眠に適した環境づくりが大事

❼ 規則正しい生活で体内時計のリズムを保つ

❽ 毎日の十分な睡眠で疲労回復、能率アップ

❾ 適度な運動は睡眠の質を高める

❿ 就床時刻にこだわりすぎず、眠くなってから寝床につく

⓫ 睡眠中の激しいいびき、呼吸停止など、いつもと違う睡眠には要注意

⓬ 眠れない時は専門家に相談し、薬剤は医師の指示に従って使用する

「健康づくりのための睡眠指針 2014」 厚生労働省をもとに作成

メンタルが強い人、弱い人ってどこが違うの？

「メンタルお化け」「メンヘラ」などネットで使われている言葉を一般社会でも見聞きする機会が増えてきました。しかし、そこに明確な基準はなく、とても元気そうに見えた人が、ある日突然心が折れてしまうなんてことも実際にはありますよね。ここではそんなメンタルの強さ、弱さについてお話しします。

メンタルの強さ、弱さってなんだろう？

私たちは普段生活する中で多くのストレスや困難に遭遇します。同じ困難であっても、それによって心が折れてしまう人もいれば、克服して自分の成長の糧にしてしまう人もいます。同じ困難なのに、なぜそのような違いが出るのか不思議に思いませんか。前者と後者の違いには心の復元力が関係しています。

レジリエンスとは

心の復元力は「レジリエンス」と呼ばれるもので、ストレスや困難によって心が疲れてしまったときに、立ち直れる力のことを言います。レジリエンスは私たちが本来もっている力で、レジリエンスが高い人は、より困難を乗り越えていく力が高い人と言えます。では、レジリエンスが高い人と

〈レジリエンスが高い人がもつ3つの力〉

回復力	●逆境や困難に直面しても、すぐに元の状態に戻ることができる、心のしなやかさ
弾力性	●予想外のショックやストレスを受けても、はね返して耐えることができる心のやわらかさ
適応力	●予期せぬ変化に抵抗するのではなく、それを受け入れて合理的に適応できる柔軟な考え方

『レジリエンスで心が折れない自分になる』久世浩司監修をもとに作成

そうでない人は何が違うのでしょうか。レジリエンスが高い人は「回復力」「弾力性」「適応力」という３つの性質をもっている人だと言われています。

メンタルの強さは身につけることができる？

レジリエンスは本来もっている力と説明しましたが、そう考えるともって生まれた能力のように感じる方もいるかもしれません。しかし、レジリエンスは心の筋力とも言われ、鍛えて身につけることができることがわかっています。

レジリエンスを高めるには、❶自分の強みを活かすこと、❷自己効力感を高めること、❸マイナスな思い込みに適切に対処すること、❹周囲のサポートを受けることが有効と言われています。

小さな目標を達成することや、身近な成功をお手本にすること、周囲から励まされることなどにより前向きな気持ちを高めることができます。

また、マイナスな思い込みはもともとの性格ではなく、ただの思い込みとして下の表のような７種類の犬（思い込み犬）にたとえられます。

〈思い込みを表す７種類の犬〉

正義犬	🐾「べき思考（すべき思考）」が度を越しており、自分の正しさを押し通そうとする
負け犬	🐾自分に自信がなく、自分自身を無力だと嘆いたり、何をするにも恥ずかしさを感じてしまう
心配犬	🐾将来への不安が強く、悲観的になりがち。それが原因でストレスが大きくなってしまう
諦め犬	🐾トラブルに対し、自分ではどうにもならないと諦め、無力感を感じてしまう
謝り犬	🐾失敗やトラブルが起こると、それを自分の責任に感じてしまう。自己肯定感が低下する原因になる
批判犬	🐾失敗やトラブルは自分の責任ではない！　と責任転嫁したり、間違いを認めようとしない
無関心犬	🐾失敗やトラブルが起きても、「自分には関係ない」と無関心を装うタイプ

『レジリエンスで心が折れない自分になる』久世浩司監修をもとに作成

レジリエンスを高めるためには

　これらの思い込みへの対処では、「思い込み犬」はたまたま心に住み着いた「犬」にすぎないという意識をもって、自分と切り離して考えることが大切です。思い込み犬をコントロールするには、「追放」「受容」「訓練・手なずけ」という3つの方法がよいと言われています。

∥つらいときは「だれかに頼る」

　思い込み犬のコントロールのしかたは人それぞれです。自分に合った方法を見つけ、心の中のマイナスな「思い込み犬」を手なずけましょう。

　そして、つらいときは「だれかに頼ること」も大切です。あなたの周りに、困難に直面したときに助けてくれる人、必要な情報を提供してくれる人、役に立つアドバイスをしてくれる人、一緒にいるだけで心が安心できる人はいますか？　その方たちはあなたのサポーターです。

　近年はコロナ禍において、リモートの仕事ですぐにサポートが受けられなかったり、家族や友人などと気軽に関わることができない状況もありました。そのような状況に陥ることも考え、自分の心を保つためのサポーターを数名探しておけるとよいでしょう。

　ときには医師やカウンセラーなどプロのサポーターに頼ってもいいのです。そのようなサポートを得ることはレジリエンスを高め、自身の成長にもつながります。そして、サポートを得たときにはそのことに感謝して過ごしましょう。

　前向きな気持ちを高めることでレジリエンスを高めていきましょう。

つらい気持ちのときに頼れるサポーターがいてくれると心強いですね。

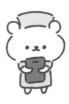

「思い込み犬」への3つの対処法

❶「追放」する

「思い込み犬」が自分にとって損になるようであれば、「思い込み犬」と自分をつないでいるリードを手放すようなイメージで、自分の意思で解放してしまう

この思い込み犬にリードをつけるのはやめて、解放しよう！

ネガティブな思い込み

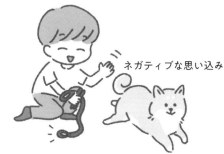

❷「受容」する

「思い込み犬」が自分にとって必要だと思えるのであれば、受け入れてもよい

この思い込み犬は私に必要だと思うから受け入れよう

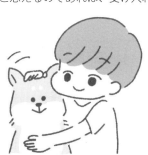

❸「訓練・手なずけ」

思い込みにほかの見方がないか検討し、思い込みにどのような意味があるかを考え直す。変えられるかもしれないとチェックしたうえで、「思い込み犬」を「訓練」する

私はこの思い込み犬を訓練するぞ！

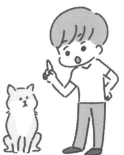

『レジリエンスで心が折れない自分になる』久世浩司監修をもとに作成

なんだかやる気が出ない……
これってうつ病？

うつ病はおもに抑うつ気分（憂うつな気分）や、喜びの喪失（今まで楽しめていたことが楽しめない）、疲労感や気力の減退（何もする気にならない）、食事や睡眠状況などの症状によって診断されます。うつ病の発症には、脳で感情に関する情報を伝える化学物質がアンバランスになることや、心理的ストレスが持続することで感情の働きが鈍くなることが関わっています。

身近になりつつある「うつ病」

　近年は心の病気による労働災害の申請が増えてきており、4年連続で過去最多を更新し続けています。有名人の心の病気による休養を耳にすることが増え、うつ病も一般的に認識されるようになってきました。そのように身近になりつつあるうつ病について知っていきましょう。

やる気が出ないだけではうつ病とは言えない？

　なんだかやる気が出ないし、何となく食欲も、集中力もない……。こんな症状が続くとうつ病になってしまったのかしらと思うかもしれません。
　しかし、うつ病のような状態には体の病気や服用している薬が原因となっていることもあるのです。また、うつ病のように見えていても本当はほかの精神疾患が原因としてあって、その病気によるストレスによってうつ状態が強く見えている場合もあります。「うつ病かな？」と思うとき、まずはうつ病と決めつけずに体の病気が隠れていないか内科で相談してみましょう。ただ、死にたい気持ちが切迫しているときは迷わず精神科の受診、もしくは行政の相談窓口に相談してください。

〈うつ病の診断に用いる質問票の例〉

最近のあなたのごようすについてお伺いします。次の質問を読んで、「はい」「いいえ」の
うち、あてはまる方に○印をつけてください。
1. 毎日の生活が充実していますか　　　　　　　　　　　はい　　いいえ
2. これまで楽しんでやれていたことが、
　 いまも楽しんでできていますか　　　　　　　　　　　はい　　いいえ
3. 以前は楽にできていたことが、
　 今ではおっくうに感じられますか　　　　　　　　　　はい　　いいえ
4. 自分は役に立つ人間だと
　 考えることができますか　　　　　　　　　　　　　　はい　　いいえ
5. わけもなく疲れたような感じがしますか　　　　　　　はい　　いいえ
6. 死について何度も考えることがありますか　　　　　　はい　　いいえ
7. 気分がひどく落ち込んで、
　 自殺について考えることがありますか　　　　　　　　はい　　いいえ
8. 最近ひどく困ったことや
　 つらいと思ったことがありますか　　　　　　　　　　はい　　いいえ

「うつ対応マニュアル」厚生労働省をもとに作成

やる気が出ないときの対処法

　やる気が出なくてつらいとき、そんなときは休養が大切です。休養には「休む」「養う」の2つの側面があります。

・**休む**　仕事や活動によって生じた心身の疲労を回復して、元の活力ある状態に戻すこと

・**養う**　明日に向かっての鋭気を養い、体、心、社会的な健康能力を高めること

　まずはしっかり眠ることや、あえて何もしない日をつくること、好きな音楽や香りで部屋を満たすこと、自分の気持ちがほっと安心できることなどで、体も心もしっかり休ませましょう。そしておいしいものを食べたり、楽しいアクティビティに参加したりすることで「明日からもがんばろう」という気持ちになれることが休養の先に見えてくると思います。

　疲れている、やる気が出ない、そんなときにはぜひ意識的に休養を取り入れていきましょう。

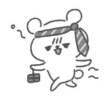

アルコールなどの依存症はどうして起こるの？

依存症とは、何かをやめようと思っていても自分の意思ではコントロールできなくなる状態です。孤独や自己評価の低さ、大きなストレスを抱えるなどの生きづらさなどが依存症になりやすい要因と言われています。

依存症のしくみ

　仕事の後のビール、休日のオンラインゲーム、家族と過ごす時間など……私たちは楽しみをもって日々の生活を送っています。「〜のために勉強や仕事をがんばろう！」という経験は多くの人があるでしょう。人はつらいことやイヤなことがあると、何かに依存することで気を紛らわし、何とか生活できているところがあります。

　しかし、依存対象が１つに集中し、その依存が適切な範囲を超えて、コントロールを失うと要注意かもしれません。

　何かをやめようと思ってもやめられない「依存」の状態になると、心と体の両方に変化が現れます。体の依存では、ある物質をくり返し使う（またはある行為をくり返し行う）と、それなしでは不快になったり体の不調を感じるようになり、何度もくり返し使用してやめるのが難しくなり、さらなる満足のために量や回数が増えていきます。

　心の依存では、ある物を使う（またはある行為を行う）ことによっていつもより能力が発揮できたり、快感を得ることができたり、周りから褒められたり、認められたりすることを通して、自身の欲求が満たされたように感じます。体と心の依存によって脳の働きまでもが変化し、「依存対象がほしくてたまらない」「依存行動がしたくてたまらない」といった状態になっていきます。

そもそも、孤独や自己評価の低さ、大きなストレスを抱えるなどの生きづらさが依存症になりやすい要因と言われています。そのため、依存症では体の依存よりも心の依存がより問題となっていきます。

依存症かな？ と思ったら支援してくれる場へ

　自分や家族、または大切な人が依存症かもしれない、そう思ったときはまず、自分たちだけで解決しようとしないことが肝心です。安心して支援を受けられる場所に迷わず助けを求めましょう。「精神保健福祉センター」や病院、自助グループなど専門的な知識をもって支援してくれる場が必ずあります。自分が依存症かもしれないと思うときには支援してくれる場に自らつながりを求め、悪いニュースも安心して話せる支援者を得ることや、自分に起きている問題を理解し、問題への正しい対処方法を学ぶことが回復への力となっていきます。

問題を解決するという本人の姿勢が大事

　家族や大切な人が依存症かもしれないと思うときは、自分たちも問題に巻き込まれたり、家族自体が孤立してしまう状況に陥りやすいです。周囲に迷惑をかけることがあると依存症になっている人を突き放したくなったり、逆に家族が何でも解決してしまうことがありますが、問題への対処は本人にしてもらうといった姿勢が必要になります。上記の支援してくれる場では家族も対応方法を学べ、支援者とのつながりができます。困ったときには支援者に相談しながら、ともに対応していくことが大切となります。

〈代表的な依存症の例〉

ものへの依存	●アルコール、ニコチン、カフェイン、鎮痛薬・睡眠薬・抗不安薬、違法薬物（覚せい剤、大麻等）、有機溶剤（トルエン、シンナー等）
行為への依存	●ギャンブル、インターネットゲーム、ゲーム
依存症に共通する面があると考えられている依存的な行動	●買い物による浪費・借金、過食・拒食・ダイエット、自傷行為など

発達障害とはどんなこと？

「発達障害」は生まれもった脳の機能の偏りで、日常生活や社会生活、学業や職業上に何らかの支障をきたす状態を指します。しかし、支障ばかりでもありません。特定の分野でほかの人よりも優れた能力を発揮し、社会で活躍する人もいます。

発達障害とは

　昨今、「発達障害」という言葉の認知度が、急激に高まってきたように思います。「発達障害」の話題に触れると「もしかして私もそうかしら？」などと感じることもあるかもしれません。

　発達障害と呼ばれるものは、自閉スペクトラム症（自閉症・アスペルガー症候群）、注意欠如・多動症、学習障害（限局性学習障害）など複数に分かれています。この章では、特に自閉スペクトラム症（以下 ASD）、注意欠如・多動症（以下 ADHD）の 2 つに焦点を当てて、説明していきたいと思います。

〈発達障害それぞれの特性〉

自閉症
● 言葉の発達の遅れ
● コミュニケーションの障害
● 対人関係・社会性の障害
● パターン化した行動、こだわり

知的な遅れをともなうこともある

自閉スペクトラム症（ASD）

注意欠如・多動症（ADHD）
● 不注意
● 多動・多弁
● 衝動的に行動する

アスペルガー症候群
● 基本的に、言葉の発達の遅れはない
● コミュニケーションの障害
● 対人関係・社会性の障害
● パターン化した行動、興味・関心の偏り
● 不器用（言語発達に比べて）

限局性学習障害（LD）
● 「読む」「書く」「計算する」等の能力が、全体的な知的発達に比べて極端に苦手

厚生労働省の資料をもとに作成

　まず発達障害を理解するうえで重要なのは、それが生まれもった脳の機能の偏りによって起こるということです。そのため、本人の怠慢や親のしつけ、環境などによって発症するわけではありません。その特徴的な症状は、乳幼児期から幼児期にかけて顕在化し始めることが多いです。

　しかし、ここで重要なのは、「スペクトラム」という1つのベクトルの上で連続的に移行しているという考え方です。つまり、「ここからが発達障害」という明確な区分はなく、捉えるポイントよって、発達障害の特性が強く出ていたり、反対に特性が目立たないということもあります。

　したがって、小児期より顕著な特性があり支援につながる方もいれば、小児期にはあまり症状が目立たなかった人が、思春期や成人になり、学校や職場などで周りから求められることが高度になることで、問題が顕在化することもあります。「おとなの発達障害」という言葉がクローズアップされるようになってきたのも、このような理解が進んできたからと言えるでしょう。

ASD と ADHD の特徴

　ここではまず、ASD と ADHD の特徴をそれぞれ表にまとめて見ていきたいと思います。

〈自閉スペクトラム症（ASD）〉

特　性	●言葉や視線、表情、身振りなどで他人とコミュニケーションを取ることが苦手 ●他人に対する興味が薄く、相手の気持ちや、状況を理解することが苦手 ●特定のことに強い関心をもっていたり、こだわりが強かったりする ●音やにおいなど感覚の過敏さをもち合わせていることがある
社会生活の中で つまずきやすいこと	●悪気はないのに、言動によって相手を怒らせてしまう ●相手の表情や身振りから、相手の気持ちを汲み取れない ●興味のある分野の話をすると、夢中になって話してしまう ●相手と会話がかみ合わない ●指示があいまいな仕事の対応ができない ●臨機応変に対応できない ●複数の業務を並行して取り組むことができない

得意なこと	●ルールを守る真面目さや、細やかさがある ●行動に表裏がなく、誠実 ●視覚的（または聴覚的）な記憶力が優れている ●特定の分野に関する知識が豊富 ● 1つのことをコツコツと集中して行うことができる

「政府広報オンライン」 一部追記修正

〈注意欠如・多動症（ADHD）〉

特　性	●注意し続けることができずに作業にミスを生じやすい（注意欠如） ●落ち着きがない、待つことができない（多動性・衝動性）
社会生活の中で つまずきやすいこと	●整理整頓が苦手 ●集中ができず、ケアレスミスが多い ●忘れ物や落とし物、遅刻が多い ●頼まれていた仕事や約束を忘れる ●人が話している間に発言する ●スケジュール管理・タスク管理が苦手
得意なこと	●発想力や、独創性に富んでいる ●好奇心が強い ●行動力や、決断力がある ●興味のあることには抜群の集中力を発揮する

「政府広報オンライン」 一部追記修正

「得意」を生かし「不得意」を補い合う

　それぞれに特徴がありますが、ここで大切なことは、発達障害の特性を有することで、社会の中でつまずきやすいこともあれば、ほかの人よりも得意なことがあるという点です。

　ASD の特性をもつ人が研究者として成功していたり、ADHD の特性をもつ人が芸術や芸能の世界で活躍しているということは多々あります。得意なこと、不得意なことの凸凹が大きいということが大きな特徴と言えるのです。

　どんな人にも「得意」「不得意」は必ずありますし、それが、その人らしさ「個性」にもつながって

「得意」「不得意」の凸凹が大きいのが、発達障害の特徴と言えます。

68

います。発達障害を正しく理解し、「得意」を生かし、「不得意」を補い合う。そんな社会が来ることを切に願う日々です。

発達障害と不適応・二次障害

発達障害の特性を有することで、たとえば、小児・学童期であれば、保護者や教師から過剰に叱られる、友だちからからかわれたり、仲間はずれにされる、勉強についていけなくなる……など、生活の中での失敗や挫折を経験するリスクが高まります。

また、おとなになって就職してからは、仕事に必要なコミュニケーションを取ることが難しい、仕事上のミスが続き叱責されるというようなことも生じる可能性があります。このように生活や社会生活の中に生じるさまざまな困難や、周囲の不適切な対応のために、発達障害の特性を有する人は、大きなストレスを抱え込み、自己評価が低下しがちになります。

二次障害を悪化させない

そして、二次障害として、さまざまな精神疾患や社会不適応行動につながってしまうことがあります。周囲の人たちは、これら二次障害を悪化させることがないようにすること、またすでに何らかの問題を抱えている人に、原因として発達障害の特性が隠れていないかという視点をもつことが重要です。

自分自身、または周囲の人の発達障害を疑うとき

現在ではインターネット上で、発達障害のさまざまなチェックリストが閲覧できるようになっており、自分で発達障害を疑い受診する人も増えてきているようです。

しかし、発達障害という診断をつけることは、そんなに簡単ではありません。幼少期までさかのぼった成長発達状況の確認、身体疾患や養育環境の問題の確認、学校や職場でのようすや成績、評価の確認、診断のための各種検査など、包括的に情報収集し判断する必要があります。

残念ながら発達障害を正確に診断し、支援できる施設はまだそれほど多

くありません。しかし、診断がつく、つかないだけでなく、本人がもつ特性を、本人や周囲の人々が理解することは、特性に適した工夫や環境調整への大きな手助けになります。

‖発達障害を疑ったときは専門の相談窓口などで相談を

　相談の窓口は発達障害の検査や診断ができる精神科だけでなく、地方自治体の相談窓口や発達障害者支援センター、学校のカウンセラーなどさまざまです。深刻な二次障害を避けるためにも、発達障害を疑う特性やそれにともなう何らかの生きづらさを感じる場合には、ためらわずにそれらの機関に相談してみることをお勧めします。

特性に合わせた支援を行う

　発達障害の治療としては、ADHDに関してはいくつか治療薬があり、注意の散漫や、衝動的で落ち着きがないなどの症状の改善に効果があることがわかっています。

　しかし、冒頭でも述べたように、発達障害は生まれもった脳機能の偏りであり、これらの特性による行動上の現れ方は変化するものの、特性そのものは生涯続くものです。自己肯定感を育みながらその人らしく生きることが目標となります。そのためには、発達障害の特性をしっかりとつかむこと、苦手な部分のスキルや対処能力を伸ばすと同時に、困難な部分は別の方法で補う、あらかじめ回避するなど、特性に合わせた支援を行うことが重要になります。

　また、家庭や学校、職場などが発達障害のある人の特性に配慮した関わりができることも重要であると言えます。

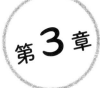

生活習慣病のトリセツ

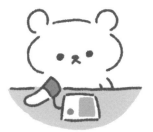

肥満が健康によくないのは どうして？

肥満は、体重が重いだけでなく「脂肪組織が過剰に蓄積した状態で、BMIが25（kg/m²）以上」と定義されています。肥満の状態が続くと、糖尿病、脂質異常症、高血圧などの代謝異常や月経異常、脂肪肝、睡眠時無呼吸症候群、変形性関節症など、さまざまな病気を合併しやすくなります。

肥満には基準があるの？

　肥満度の判定には、国際的な標準指標であるBMI（Body Mass Index）＝体重（kg）÷身長（m）² が用いられています。男女ともに成人の標準とされるBMIは22.0ですが、これは統計上、肥満との関連が強い糖尿病、高血圧、脂質異常症（高脂血症）に最もかかりにくい数値とされています。

　ただし、BMIの値だけでは筋肉質なのか脂肪過多なのか区別できません。また、BMIが標準値を示していても、筋肉や骨と比べて脂肪が多い、つまり体脂肪率が高い状態（隠れ肥満）が、最近の若い女性に多く見られてい

〈肥満度の分類〉

BMI（kg/m²）	判 定		WHO基準
BMI < 18.5	低体重		Under weight
18.5 ≦ BMI < 25	普通体重		Normal weight
25 ≦ BMI < 30	肥満（1度）		Pre-obese
30 ≦ BMI < 35	肥満（2度）		Obese class Ⅰ
35 ≦ BMI < 40	高度肥満	肥満（3度）	Obese class Ⅱ
40 ≦ BMI		肥満（4度）	Obese class Ⅲ

「eヘルスネット」厚生労働省をもとに作成

ます。

　また、同じ BMI でも体のどこに脂肪がついているかで健康へのリスクは異なってきます。筋肉の内側の腹腔内に脂肪が多く蓄積する「内臓脂肪型肥満（リンゴ型肥満）」の人は、糖尿病、高血圧、脂質代謝異常などを発症する確率が高くなります。いっぽう、腰まわりや太ももなど下半身を中心に皮下脂肪が多く溜まっているものの内臓脂肪は少ない「皮下脂肪型肥満（洋ナシ型肥満）」の人には、こうした症状はあまり見られません。

　数値はあくまで目安として捉え、健康状態に注意していくことが大切です。

太り過ぎると体に起こるさまざまな不調

　肥満が関係する病気には、糖尿病、脂質異常症、高血圧などの代謝異常や、脂肪肝、月経異常、睡眠時無呼吸症候群、変形性関節症などがあります。

　また、肥満があり、肥満に関連する病気を合併するか、合併が予測され、医学的に減量を必要とする病態を、「肥満症（obesity disease）」と言います。肥満症の診断には含めませんが、肥満に関連する病気として、悪性疾患、胆石症、気管支喘息などもあります。

〈肥満に起因、関連する健康障害〉

肥満症の診断に必要な健康障害
❶ 耐糖能障害（２型糖尿病・耐糖能異常など）
❷ 脂質異常症
❸ 高血圧
❹ 高尿酸血症・痛風
❺ 冠動脈疾患
❻ 脳梗塞・一過性脳虚血発作
❼ 非アルコール性脂肪性肝疾患
❽ 月経異常・女性不妊
❾ 閉塞性睡眠時無呼吸症候群・肥満低換気症候群
❿ 運動器疾患：変形性関節症（膝関節・股関節・手指関節）、変形性脊椎症
⓫ 肥満関連腎臓病

「日本肥満学会、肥満症診療ガイドライン 2022」をもとに作成

太り過ぎると、さまざまな不調が体に起こります

肥満症とメタボリックシンドロームの違い

　肥満症は、肥満（BMI ≧ 25）であり、肥満による健康障害が起きている、または予測される状態です。

　メタボリックシンドロームは、内臓脂肪の蓄積（ウエスト周囲径：おへその高さの腹囲）が男性85cm・女性90cm以上で、かつ脂質・血圧・血糖の3つのうち2つ以上が基準値から外れると診断されます。肥満（BMI ≧ 25）であるかどうかは問いません。

　肥満症は、さまざまな病気が減量によってよくなることに着目しているいっぽう、メタボリックシンドロームは、内臓脂肪の蓄積に高血圧、高血糖、脂質異常が加わり、心筋梗塞や脳卒中といった心血管系の病気が起こりやすい状態を表しています。

〈メタボリックシンドロームの定義〉

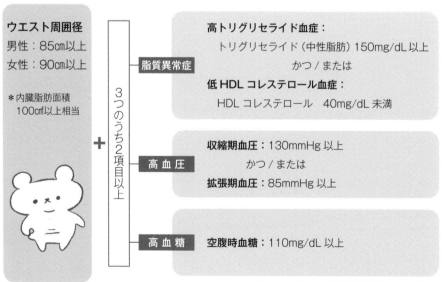

ウエスト周囲径
男性：85cm以上
女性：90cm以上

＊内臓脂肪面積
　100c㎡以上相当

3つのうち2項目以上

脂質異常症

高トリグリセライド血症：
　トリグリセライド（中性脂肪）150mg/dL以上
　　　　　かつ / または
低 HDL コレステロール血症：
　HDL コレステロール　40mg/dL 未満

高血圧

収縮期血圧：130mmHg 以上
　　　かつ / または
拡張期血圧：85mmHg 以上

高血糖

空腹時血糖：110mg/dL 以上

「eヘルスネット」厚生労働省をもとに作成

脂肪肝って何？

脂肪肝とは、肝臓に中性脂肪がたまった状態のことで、メタボリックシンドロームに合併しやすく、放置すると肝炎などを引き起こす危険性があります。

脂肪肝ってどういう症状？

　脂肪肝は原因によって分類されており、1つのタイプはお酒の飲み過ぎによるもので、アルコール性脂肪肝と呼ばれます。もう1つのタイプは、肝臓を構成する肝細胞の5％以上に脂肪がたまっている状態で、アルコール、遺伝、薬剤性疾患でない脂肪肝を、非アルコール性脂肪性肝疾患（ナッフルド(ナッフルディ) NAFLD：Non Alcoholic Fatty Liver Disease）と言います。NAFLD の多くは、肥満、糖尿病、脂質異常症、高血圧をともなっていて、メタボリックシンドロームの肝臓病と考えられています。

　NAFLD のうち80～90％は長い経過を見ても脂肪肝のままで、病気はほとんど進行しません。これを NAFLD の病気を意味する「D（Disease）」を除いて NAFL（ナッフル）と言います。しかし、残りの10～20％の人は徐々に悪化して、肝硬変に進行したり、なかには肝がんを発症したりすることもあります。この脂肪肝から徐々に進行する肝臓病のことを非アルコール性脂肪肝炎（ナッシュ NASH：Non Alcoholic Steato-Hepatitis）と言います。

　肝臓はよく「沈黙の臓器」と言われるように、多少の負担がかかってもすぐには症状が現れません。NASH になっていても、かなり病気が進行しない限りほとんど症状はないので、自覚症状だけで単なる脂肪肝（NAFL）と NASH を区別することはできません。NASH が肝硬変に進行すると、黄疸（おうだん）や足のむくみ、腹水がたまることによる腹部の膨満感（ぼうまんかん）（おなかが張った感じ）などが現れることがあります。

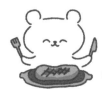

脂質異常症って何？

血液中の脂質の値が基準値から外れた状態を、脂質異常症と言います。表立った症状はないため、つい放置してしまうと、増えた脂質が血管の内側にたまり、動脈硬化になってしまいます。動脈硬化になってもまだ自覚症状はなく、心筋梗塞や脳梗塞の発作を起こしたところで、やっと脂質異常症の重大さを知ることになります。

どうして脂質異常症になるの？

　脂質の異常には、LDL コレステロール（いわゆる悪玉コレステロール）、HDL コレステロール（いわゆる善玉コレステロール）、トリグリセライド（中性脂肪）の血中濃度の異常があります。

〈動脈硬化を起こした血管〉

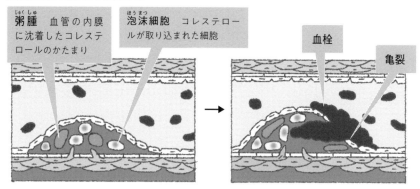

粥腫（じゅくしゅ）　血管の内膜に沈着したコレステロールのかたまり

泡沫細胞（ほうまつ）　コレステロールが取り込まれた細胞

血栓

亀裂

コレステロールなどの脂質が多い状態が続くと、血管の壁に余分な脂が沈着しプラークと呼ばれるかたまりができる。時間の経過でプラークがたまっていくと血管の壁が分厚くなる

たまったプラークが破れると、破れた部分を修復するため、血小板が集まり血栓ができる。この血栓が大きくなって動脈をふさいでしまうと、血液はその先に流れなくなり動脈硬化が起こる

国立循環器病研究センター HP をもとに作成

LDL コレステロール、HDL コレステロール、トリグリセライドのうち、メタボリックシンドロームの診断 (→ p.74) に用いられるのは、HDL コレステロール、トリグリセライドです。しかし、LDL コレステロール（いわゆる悪玉コレステロール）は、単独でも動脈硬化を進行させるのでメタボリックシンドロームがなくても、注意する必要があります。

脂質異常症と言われたら

脂質異常症の治療は、将来の動脈硬化性疾患の発症予防やすでに起こっている動脈硬化の進行を抑えるものです。

脂質異常症は、過食、運動不足、肥満、喫煙、アルコールの飲み過ぎなどが関係していると言われているため、基本的には生活習慣の修正が予防・治療の第一歩となります。

脂質異常症を改善するためには

❶ 体重を適正にする
❷ 飽和脂肪酸（ラード、バター、乳脂肪など）の摂取量を減らす
❸ トランス脂肪酸（マーガリン、ショートニングなど）の摂取量を減らす
❹ コレステロール（卵類、内臓類など）摂取量を制限する
❺ 多価不飽和脂肪酸（1 日大さじ 1 杯程度の植物油）を摂取する
❻ EPA や DHA（青背の魚など）を摂取する
❼ 食物繊維を多くとる
❽ アルコールは適量に（1 日に日本酒なら 1 合、ビールなら 500mL、ワインなら 180mL 程度）

「e ヘルスネット」厚生労働省をもとに作成

血圧って何？

血圧とは、心臓から全身に送り出された血液が血管の壁を押すときの圧力のことで、心臓が縮んだり拡がったりすることで発生します。血圧の値は、心臓から押し出される血液量（心拍出量）と、血管の収縮の程度やしなやかさ（血管抵抗）によって決まります。

収縮期血圧と拡張期血圧

　まずは、次の図を見てください。Ａ図は、心臓が収縮し血管に最も強い圧力がかかっているときの血管のようすで、収縮期血圧と呼ばれています。このとき、大動脈もふくらみ血液がたまります。Ｂ図は、心臓が拡張しているときに血管にかかる圧力のようすで、拡張期血圧と呼ばれます。このとき、心臓から血液は出ませんが、ふくらんでいた大動脈が元に戻り、その間もゆっくりと血液が先に送られます。つまり、心臓が１回収縮し拡張するごとに上の血圧と下の血圧が生まれ、血液が体全体にスムーズに送られるようになっています。

　高齢になると動脈が硬くなりやすいため、収縮時の大動脈のふくらみが少なくなります。

〈血圧のしくみ〉

大動脈　　　　　　　　　Ａ図

血液　全身から

収縮期血圧
（上の血圧）

全身へ

大動脈　　　　　　　　　Ｂ図

血液　全身から

拡張期血圧
（下の血圧）

全身へ

高血圧の基準とは？

　高血圧とは、血圧の値のうち収縮期血圧が 140mmHg 以上の場合、または拡張期血圧が 90mmHg 以上の場合、あるいはこれらの両方を満たす場合に診断されます。そのままにしておくと動脈硬化が進行して脳卒中や心臓病、腎臓病などの病気になる危険性が高まります。

〈血圧の基準値〉

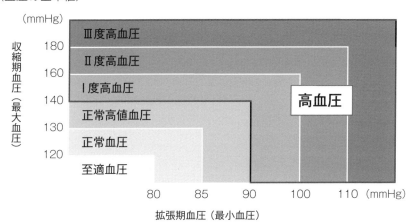

高血圧と言われたら

　高血圧は、原因を１つに定めることのできない本態性高血圧と、原因が明らかな二次性高血圧に分けられます。

　日本人の高血圧の約８～９割が本態性高血圧で、遺伝的素因（体質）や食塩の過剰摂取、肥満などさまざまな要因が組み合わさって起こります。食生活を中心とした生活習慣の修正が予防・治療にきわめて大切です。

　具体的には、前述した脂質異常症の「脂質異常症を改善するためには」の❶～❽ (→ p.77) のほか、減塩や運動療法、防寒や情動ストレスのコントロールなども有効と言われています。こういった生活習慣の修正は１つだけを集中して行うよりも、組み合わせて行うことで効果が期待できます。

軽症な高血圧の場合には生活習慣の修正から治療を始めます。

日々の血圧管理と健康寿命の延伸のためには、血圧を測って記録することも大切です。高血圧の治療には、食事や運動などの生活習慣の改善、（処方薬がある場合は）正しい服薬、そして血圧の記録が欠かせません。

血圧記録用紙や血圧手帳にはさまざまなタイプがあり、店舗で購入、またはインターネット上でダウンロードすることができます。

〈血圧記録帳の例〉

年　　月　　日～　　月　　日			
日 付	時 間	血 圧	脈 拍
日 （月）	朝	： ／	
	昼	： ／	
	夜	： ／	
日 （火）	朝	： ／	
	昼	： ／	
	夜	： ／	
日 （水）	朝	： ／	
	昼	： ／	
	夜	： ／	
日 （木）	朝	： ／	
	昼	： ／	
	夜	： ／	
日 （金）	朝	： ／	
	昼	： ／	
	夜	： ／	

仕様やデザインはさまざまなものがあります。自分に合ったものを選び、楽しく記録を続けてくださいね。

高血圧のリスクチェック

下記のチェックリストで、チェックの数が多いほど高血圧になりやすいとされるので注意が必要です。

☐ 濃い味つけのものが好き

☐ 野菜や果物はあまり食べない

☐ 運動をほとんどしない

☐ 家族に高血圧の人がいる

☐ ストレスがたまりやすい

☐ お酒をたくさん飲む

☐ タバコを吸う

☐ 血糖値が高いと指摘されたことがある

☐ 炒め物や揚げ物、肉の脂身など、脂っこい食べ物が好き

低血圧で起こる不調ってどんなもの？

　高血圧と比べると低血圧には国際的な診断基準がありません。低血圧は、一般的に最大血圧（収縮期血圧）が 100mmHg 未満であることを目安と考えます。

　低血圧の症状には、めまい、立ちくらみ、頭痛、疲れやすい、だるい、肩こり、疲れ目、食欲不振、胃もたれなど、さまざまあります。これらの症状は、朝に強く出ることが多く、朝起きるのがつらいなど、特に午前中の生活に支障をきたしがちです。また、季節では夏に症状が出やすく、食欲不振になり、夏バテしやすくなるとされています。

　低血圧は、❶ 本態性低血圧、❷ 症候性低血圧、❸ 起立性低血圧の３つに分けられます。

❶ **本態性低血圧**　一次性低血圧とも言い、原因となる特別な病気がないにもかかわらず血圧が低い状態です。低血圧の多くはこの❶で、遺伝によるケースが一般的です。

❷ **症候性低血圧**　二次性低血圧とも言い、何らかの病気が関係して血圧が下がっている状態です。心臓病や内分泌の異常、末期がんや、けがによる大出血、降圧剤等の薬の作用によって起こります。

❸ **起立性低血圧**　ベッドから起き上がったときや、椅子から立ち上がったときなどに急にフラっとするのが起立性低血圧です。

　低血圧は高血圧と違って、明確な基準がないうえ、人によって症状の出方もさまざまなので、１人で不調に悩んでいる方も多いのではないでしょうか。やる気はあるのに体がだるい、疲れてすぐ横になりたくなるなど、ほかに病気がないのに、このような症状が継続して見られる場合は、低血圧が原因になっているかもしれません。心当たりのある方は、定期的に血圧を測定してみるとよいでしょう。最大血圧が常に 100mmHg 未満だとしたら、低血圧が原因で不調が起こっている可能性もあります。検査を受け、病気との関連や、自分の低血圧のタイプを知っておくことが大切です。

生活習慣病のトリセツ

糖尿病ってどんな病気？

糖尿病とは、すい臓から分泌される「インスリン」というホルモンの量が不足したり、効きにくくなったりして、血液中のブドウ糖という糖（血糖）が増え過ぎた状態（高血糖状態）が長く続く病気です。

どうして糖尿病になるの？

ブドウ糖は、私たちが生きるために必要なエネルギー源で、インスリンの助けを借りて、細胞内に取り込まれます。インスリンの働きによって、ブドウ糖はすみやかに細胞の中に入り、血液中にあふれることなく、血液中のブドウ糖の濃度（血糖値）は一定の範囲におさまっています。

しかし、糖尿病になるとインスリンが十分に働かず、ブドウ糖をうまく細胞に取り込めなくなるため、血液中に糖があふれてしまいます。これが高血糖の状態です。

インスリンの作用不足が起きる原因は、次の2つがあげられます。

❶ **インスリンの分泌低下**　すい臓の機能が弱くなりインスリン分泌量が低下するため。

❷ **インスリン抵抗性**　肝臓や筋肉などの組織がインスリンの働きに対して鈍感になり、インスリンがある程度分泌されているのに効きにくくなるため。

糖尿病では、体質以外でも肥満や運動不足、食べ過ぎといった生活習慣の乱れが、「インスリンの分泌低下」「インスリン抵抗性」を引き起こすと考えられています。

糖尿病と言われたら

高血糖状態が続くと、さまざまな症状が現れます（→ 84 ❷）。

しかし、「糖尿病と診断された人のほとんどは無症状」と言われるように、糖尿病初期にはほとんど自覚症状がないため、「まだ大丈夫」と油断して、きちんと治療を受けていない人も少なくありません。

症状が現れたとき（→ 84 ❷）には、糖尿病はかなり進行して、合併症（→ 84 ❸）を起こしているケースも多く見られます。今、困った症状がなくても、積極的に治療（→ 85 ❹）に取り組むことが大切です。

❶ 糖尿病の一歩手前

2 型糖尿病の場合、ある日突然、血糖値が高くなるのではありません。多くの場合、ゆっくり、何年もかかって血糖値が高くなり、糖尿病に至ります。まだ糖尿病と診断されるほど血糖値が高くないけれども、正常よりは高くなってきた状態を「糖尿病の境界型」や、「糖尿病予備群」と呼びます。

〈血糖値の判定基準〉

判定区分	空腹時	ブドウ糖 75g 摂取 2 時間後
異常なし	（正常）100mg/dL 未満	140mg/dL 未満
	（正常高直）100 ～ 109mg/dL	
糖尿病境界型	**110～125mg/dL**	**140 ～ 199mg/dL**
糖尿病	126mg/dL 以上	200mg/dL 以上

境界型糖尿病の検査
① **HbA1c（ヘモグロビンエーワンシー）**：過去 1 ～ 2 ヵ月の血糖の平均がわかる数値
② **空腹時血糖**：朝食を抜いた空腹時に測定した血糖値
③ **経ロブドウ糖負荷試験**：空腹時に 75g のブドウ糖を飲み、30 分後、1 時間後、2 時間後に血糖値を測定する検査

糖尿病の境界型は、

❶ HbA1c 6.5％未満で、

❷ 空腹時血糖値が 110 ～ 125mg/dL、

❸ 75g 経口ブドウ糖負荷後 2 時間の血糖値が 140 ～ 199mg/dL

のいずれかを満たしている方とされます。

❷ 糖尿病のさまざまな症状

糖尿病では、下記のような症状が現れます。

▌高血糖による症状

のどが渇く、水分をたくさん飲む、トイレが近い、尿の量が増える、すぐにおなかがすく、疲れやすい、体重が減る。

▌合併症による症状

足がしびれる（糖尿病神経障害）、体がむくむ（糖尿病腎症）、目がかすむ（糖尿病網膜症）。

❸ 糖尿病の三大合併症

糖尿病の合併症には、おもに、糖尿病神経障害（し）、 糖尿病網膜症（め）、糖尿病腎症 （じ）の 3 つがあり、「しめじ」と呼ばれています。

糖尿病の三大合併症
は「し・め・じ」と
呼ばれています。

▎ 糖尿病神経障害（し）

合併症の中でも最も頻度が高く早い時期から起こると言われ、高血糖が続くことにより手足に感覚異常が現れる合併症です。高血糖が持続し、手足のしびれなどの症状を放置して神経障害が進行すると足の感覚が鈍くなり、傷ができても痛みに気づかないこともあります。

▎ 糖尿病網膜症（め）

糖尿病網膜症は高血糖が5〜10年続くと目の網膜にある細かい血管にさまざまなダメージを起こす合併症です。自覚症状がないまま進行するため、早期発見のために定期的な眼底検査を行うことが必要です。

▎ 糖尿病腎症（じ）

高血糖により、腎臓にある細かい血管に障害を起こす合併症です。進行すると、老廃物を尿として排泄する腎臓の機能が失われてしまうため、最終的には透析導入を要することになります。この合併症も、自覚症状がないまま進行していくので、早期発見のために、定期的に腎臓の機能を検査する必要があります。

❹ 糖尿病の治療

糖尿病治療の目標は、高血糖が起こすさまざまな合併症を予防する、悪化を阻止することです。そのために、インスリン作用不足を改善し、血糖値ができるだけ正常になるよう、❶食事療法、❷運動療法、❸薬物療法を組み合わせて行います。

▎ 食事療法

血糖値は食事の量や内容に影響を受けるため、食事療法が大切で、治療の1歩です。1日に必要なエネルギー量を理解し、炭水化物、タンパク質、脂質、ビタミン、ミネラルを過不足なくとることが大切です。血糖値を上

げにくくする食べ方のコツは、よくかんでゆっくり食べること、1日3食、規則正しくとること、1回の食事量はバランスよくとることです。

∥ 運動療法

運動療法は食事療法と組み合わせることでより大きな効果が期待できます。運動は、血液中のブドウ糖を消費して血糖値を下げる、肥満を解消し筋肉などでインスリンの働きを高める、血液循環を盛んにして血管の老化を防ぐなどの効果があります。

ただし、患者さんによっては運動を制限しなければならない場合もあるので、運動療法を始める前に主治医とよく相談しましょう。運動中は苦痛がなく、おしゃべりができ、少し汗が出る程度の運動量が理想です。体調が悪いときは無理をせず運動を中止しましょう。

∥ 薬物療法

食事療法と運動療法で血糖コントロールが不十分な場合、薬物療法を行います。薬物療法には、飲み薬、GLP-1受容体作動薬（飲み薬と注射薬）、インスリン注射薬があります。

病態や血糖値の状況にあわせて使用されるので、どの薬剤からでも治療を開始する可能性があります。

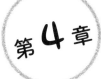

第4章

感染症のトリセツ

どうして感染症にかかるの？

病気を引き起こす微生物（病気を引き起こす病原体）が何らかの方法で
私たちの体の中に侵入し、症状が出ることを感染症と言います。 病原体
が体に侵入しても、症状が現れる場合と現れない場合とがあり
ます。

感染症にかかるとはどういうこと？

　私たちの体の中や、皮膚などにたくさんの菌が存在することをご存じで
しょうか？　そのほか、私たちの身の回りの環境にもたくさん存在します
し、納豆やチーズなどの発酵食品は微生物の力を借りて作られています。
では、微生物とともに生きている私たちが、感染症にかかるとはいったい
どのようなことなのでしょうか？

　感染症にかかるとは、病気を引き起こす微生物（以下、病原体）が何ら
かの方法で私たちの体の中に侵入し、感染が成立してしまうことを指しま
す。感染症にかかって、発熱などの特有の症状が出る場合を「発症」と言
います。また、感染症にかかっても、症状を起こさずに「保菌」という状

〈感染が成立する３つの要素〉

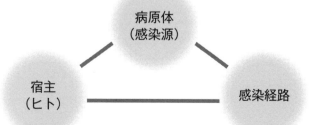

態になることもあります。

　なぜ、このように感染症にかかるのでしょうか？　それは、感染成立の
ための３要素「病原体」「宿主」「感染経路」が大きく影響しています。こ
れらのどれか１つでも欠ければ感染症は起こりません。

　「宿主」とは、感染症にかかる対象、つまり私たち「ヒト」を指します。

　「感染経路」とは、病原体が宿主にくっつくための通り道を指します。

　「病原体」を排除するために、消毒を行えば、病原体そのものがいなく
なるので感染は起こり得ません。そのため、この３要素が成立しないよう
に対策することが、感染症にかからないための第一歩です。

感染経路に注意する

　病原体は、単体で存在しているだけでは、宿主（ヒト）にくっつくこと
ができません。何とかして自分の子孫を残すために、対象にくっつこうと
します。

　その方法（感染経路）は、大きく分けて、① 接触感染、② 飛沫感染、
③ 空気感染の３つがあります。

① 接触感染

　読んで字のごとく、「接触」がカギです。病原体が存在するモノ（血液
や咳の飛沫など）に触れてしまい、知らないうちに口や鼻、目などの粘膜
を介して病原体がうつってしまうことを指します。特に注意が必要なのは、
「みんなが触るようなモノを介する」ということです。

　たとえば、ドアノブは多くの人が触ります。インフルエンザにかかってい
る人が咳き込み、飛沫がついた手でドアノブを触ったとします。次の人が何
も知らずに同じドアノブに触れてしまうと、ドアノブを介してインフルエ
ンザウイルスがくっつきます。そして無意識に口や鼻などに触れた手で粘
膜を解して感染してしまうのです。接触感染というと、「感染した人に触る
こと」と捉えがちですが、このようにモノを介した感染も起こるのです。

② 飛沫感染

感染者が咳をした際に生じた飛沫（ひまつ）を吸い込んでしまうことで、口から気道の粘膜に病原体が直接入り込んでしまうために起こってしまう感染症です。一般的な風邪もこの経路であることが多いです。

③ 空気感染

飛沫が蒸発し「飛沫核」となったものを吸引して起こります。経路としては飛沫感染に似ていますが、病原体の特徴・感染対策が異なってきます。結核や麻疹（ましん）（はしか）などがこの空気感染です。

〈3つの感染経路〉

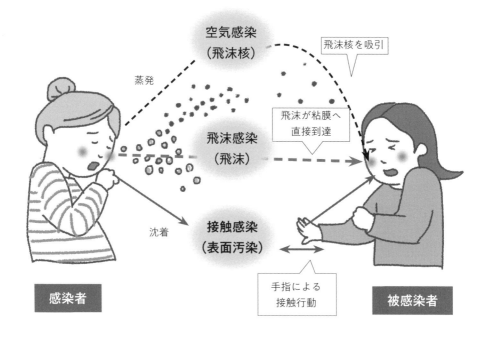

感染を防ぐにはどうすればいい？

　感染を予防するためには、「病原体」「宿主」「感染経路」の3要素が成立しないようにするために、次のような対策が必要になります。

感染を防ぐためにできること

●病原体にはアルコールが有効！

たとえば、インフルエンザウイルスや新型コロナウイルス（COVID-19）などのウイルスを考えた場合、これらのウイルスには「アルコールが効く」と言われています。そのため、アルコールによる消毒が有効であり、適切な消毒を行うことで、可能な限りの病原体の排除を行うことができます。

ノロウイルスのように、アルコールが効かない病原体もいます。その場合、「石鹸と流水による手洗い」などをしっかり行いましょう。

●免疫力の向上が大事！

宿主である「ヒト」が病原体と戦えるよう体調を整えることが重要です。つまり、病原体と戦うための免疫力の向上が大切なのです。たとえば、寝不足や試験前などの緊張、過度なストレスは免疫力の低下につながると言われていますので、可能な限り規則正しい生活を心がけ、普段から体調を整えておくことも有効でしょう。

●予防接種をする！

最も大切なことは、特定の感染症と戦う免疫を得ておくことです。米国疾病対策予防センター(CDC：Centers for Disease Control and Prevention)では、予防接種で防ぐことのできる疾病（VPD：Vaccine Preventable Disease）を定めており、日本では麻疹（はしか）や風疹、水痘（みずぼうそう）などが小児の定期予防接種スケジュールに含まれています。

このように、有効性が示されているワクチンを接種し、自分自身の免疫力を高めておくことも対策の1つです。

感染症を防ぐために、
日常生活のなかでで
きることをきちんと
やっていきましょう。

感染症には どんなものがあるの？

接触感染による食中毒系の感染症や、飛沫感染によるインフルエンザや風邪などの感染症、そして空気感染による結核や麻疹（はしか）などがあります。

日常生活で起こりやすい感染症

感染症はじつにさまざまな種類がありますが、日常生活で起こりやすい感染症を感染経路別にまとめると下表のようになります。

〈感染経路別による感染症の一例〉

接触感染	ノロウイルス、サルモネラ、カンピロバクターなどの食中毒系の感染症
飛沫感染	インフルエンザウイルス、新型コロナウイルス（COVID-19）、一般的な風邪など
空気感染	結核、麻疹、水痘（みずぼうそう）など

「院内感染（医療関連感染）」矢内充（2017）日大医誌，をもとに作成

接触感染による感染症

接触感染経路による感染症として、日常生活において最も有名な感染症の1つに食中毒があります。

食中毒は高温多湿で病原体が増殖しやすくなる夏場だ

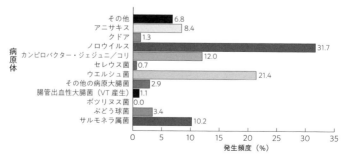

〈病因物質別食中毒発生状況（患者割合）（令和4年）〉

病原体

	発生頻度（%）
その他	6.8
アニサキス	8.4
クドア	1.3
ノロウイルス	31.7
カンピロバクター・ジェジュニ／コリ	12.0
セレウス菌	0.7
ウエルシュ菌	21.4
その他の病原大腸菌	2.9
腸管出血性大腸菌（VT産生）	1.1
ボツリヌス菌	0.0
ぶどう球菌	3.4
サルモネラ属菌	10.2

「食中毒資料」厚生労働省をもとに作成

けでなく、ノロウイルスが猛威を振るう冬場においても起こります。病原体に汚染された食材をそのまま口にしたり、包丁やヒトの手などを介して病原体が口に入り込んだりすることで感染します。日本において発生頻度の高い食中毒には左ページのグラフのようなものがあります。

食中毒の原因と症状

おもな食中毒の原因とその症状について、下表に示します。病原体が残留しないよう、食材の管理だけでなく、料理中の火加減や、使用物品の清潔保持、手指衛生などの衛生管理を行うことが予防につながります。

〈食中毒を起こすおもな細菌とウイルスの特徴〉

細菌・ウイルス名	特徴	原因と汚染経路	発病までの時間／おもな症状
腸炎ビブリオ	●真水に弱く、塩分のあるところで増える	●生の魚や魚介類 ●汚染された魚介類を調理した器具	食後 4 ～ 96 時間 腹痛、激しい下痢、吐き気、嘔吐、発熱
サルモネラ属菌	●乾燥に強く、熱に弱い	●十分に加熱していない卵・肉・魚	食後 6 ～ 48 時間 吐き気、腹痛、下痢、発熱、頭痛
腸管出血性大腸菌	●O157 や O111 などがあり、症状が重いと死に至ることも ●食品を十分に加熱すれば防げる	●十分に加熱していない肉、よく洗っていない野菜、井戸水やわき水	食後 12 ～ 60 時間 激しい腹痛、下痢、血が混じった下痢
カンピロバクター	●乾燥に弱く、加熱すれば死滅する	●十分に加熱されていない肉（特に鶏肉）、井戸水やわき水、生野菜 ●ペットの糞便から感染することも	食後 2 ～ 7 日 吐き気、腹痛、下痢、発熱、筋肉痛
E型肝炎ウイルス	●熱に弱いので生食を避け、十分に加熱する	●十分に加熱されていないブタ肉やレバー（内臓） ●海外の地域によっては生水や生ものからの感染も	平均 6 週間 だるさ、皮膚が黄色くなる、発熱
黄色ブドウ球菌	●乾燥に弱く、加熱すれば死滅する	●十分に加熱していない卵・肉・魚	食後 30 分～ 6 時間 吐き気、嘔吐、腹痛、下痢
ノロウイルス	●熱に弱く、85℃以上で1分間以上加熱すれば防げる ●感染者の吐瀉物などから感染することもあるので、触ったら十分に手を洗う	●十分に加熱していないカキ、ハマグリなどの二枚貝、ウイルスに汚染された飲料水や井戸水	食後 1 ～ 2 日 吐き気、嘔吐、激しい下痢、腹痛

「食中毒の原因と種類」農林水産省をもとに作成

飛沫感染による感染症

　飛沫感染は病原体を含む「しぶき」を吸い込むことで感染します。それをイメージすると、皆さんの身近に起こりやすい飛沫感染症は「風邪」ではないでしょうか？　ここでは、一般的な風邪とは異なる「インフルエンザ」と、2019 年より猛威を振るっている「新型コロナウイルス（COVID-19）」について説明します。

インフルエンザ

　飛沫感染で有名なのは「インフルエンザウイルス」です。インフルエンザウイルスには季節性と新型があり、季節性のインフルエンザウイルスは、核の抗原性の違いによって、A・B・C 型の 3 つに分類されています。

季節性インフルエンザウイルス

① A 型：変異を起こしやすく、毎年のように流行を引き起こします。ときに大規模な世界的大流行を引き起こすのも A 型の特徴です。

② B 型：A 型に比べ突然変異を起こしにくいとされますが、症状が重くなることが特徴です。

③ C 型：世界的に浸透し、季節を問わずに小さな流行を起こし、風邪症候群の原因の 1 つでもあり、多くの人は 5 歳までに罹患している場合が多いと言われています。

新型インフルエンザウイルス

　新型インフルエンザウイルスとは、抗原性の大きな変異により、多くの人が免疫をもたないため世界的な流行に至るインフルエンザウイルスを指します。A 型の突然変異によって引き起こされるものがほとんどで、歴史的に有名なものでは、スペイン風邪やホンコン風邪などがあります。

インフルエンザの症状

　季節性インフルエンザウイルスに感染すると、1 ～ 3 日ほどの潜伏期間（ウイルスに曝露*されてから発症するまでの期間）の後に、38 度以上の発熱、頭痛、全身倦怠感、関節痛、鼻汁、咳などの症状が続きます。

　　　　　　　　　　　＊曝露：化学物質や物理的刺激などに生体がさらされること

健康な人では、3〜4日程度で症状は軽快し回復に向かいますが、特に乳幼児や高齢者では重症化する恐れがあるので、一般的な風邪と区別して理解する必要があります。

　また、発症直後は、ウイルス排出量がピークとなります。これは、「他者へのうつしやすさ」を表しています。そのため、発熱などの症状が出現したときが、最も他人にインフルエンザウイルスをうつしやすい時期となります。このことは、濃厚接触者を判別したり、感染対策を行ったりするのに重要な手掛かりとなります。

〈季節性インフルエンザの特徴〉

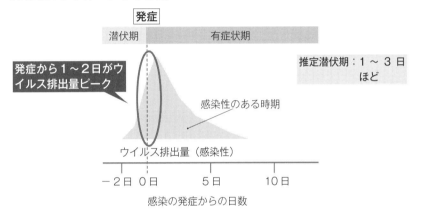

感染症のトリセツ

インフルエンザの治療と予防

● **抗インフルエンザ治療薬や対症療法として解熱剤を使用する**
治療には、抗インフルエンザ治療薬の使用や、発熱への対症療法としての解熱剤の使用などがあります。基礎疾患があってほかの薬剤を服用中の方などは、使用する薬剤について、かかりつけ医と相談して使用されるとよいでしょう。

● **予防には手指衛生とマスクの着用が大切！**
予防するには、感染経路の遮断のために、手指衛生・マスクの着用などの感染対策を行うことが重要です。加えて、予防接種も有効です。
（→ p.100〜「感染症にかからないためには？」参照）

新型コロナウイルス（COVID-19）

　飛沫感染の1つとして、COVID-19を紹介します。COVID-19の感染経路は、「飛沫感染」「エアロゾル感染*」「接触感染」と言われています。

　世界的大流行を起こしたCOVID-19は、SARS-Cov-2ウイルスによって引き起こされる呼吸器感染症です。COVID-19が含まれる飛沫を吸い込んだり、物を介して接触したりすることで感染します。

　日本では2023年5月に感染症法の第5類感染症に分類されました。

　COVID-19については、「変異株」が推移していき、変異をくり返すうちに、COVID-19の特徴が少しずつ変化していきます。

変化するCOVID-19の潜伏期間

　たとえば、初期のころの潜伏期間は14日程度と考えられてきましたが、株が変わるたびに徐々に変化しています。現時点（2023年）で優勢であるオミクロン株の潜伏期間の中央値は2.9日で、およそ99%の人が、病原体の曝露から6～7日以内に発症している（国立感染症研究所）とされています。さらに最近では、曝露から3日程度で発熱、鼻汁、のどの痛み、咳などのインフルエンザに似た症状が出るとされ、嗅覚・味覚異常なども報告されています。

感染対策は非常に困難

　オミクロン株以前のCOVID-19では、発症前にウイルス量のピークがくると考えられており、初期の感染対策が難航した理由の1つと考えられています。インフルエンザウイルスのように、発症後にウイルス量のピークがくれば、「発症した人はできるだけ自宅療養を」とすればある程度病原体の拡散を防げる効果があったはずです。

　しかし、COVID-19のように、発症前にウイルス量のピークがくる場合、病原体の拡散を防ぐ手立てがなく、対応には困難を極めます。「症状がなく、健康な人も、外出自粛して」というお願いが必要になるのですが、病原体がいなくなるまで外出自粛を要請することは現実的ではありません。その

*エアロゾル感染：今のところ厳密な定義はない。「飛沫感染」と「空気感染」の間のイメージ

ため、特に医療現場では患者ひとりひとりに問診をして、感染の疑わしい
期間から丁寧に行動の洗い出しをする必要があります。このように潜伏期
間の違いは、感染対策にも影響します。

COVID-19 の治療と予防

● **対症療法のほかに、中和抗体薬や抗ウイルス薬、ステロイド薬などを使用することも**

COVID-19 の治療は、重症度によって異なります。対症療法ですむこともありますが、中和抗体薬や抗ウイルス薬、ステロイド薬などを使用する場合もあります。

● **重度の呼吸障害がある場合は専門的な治療が必要に**

重度の呼吸障害がある場合は、人工呼吸器や ECMO *など専門的な治療が必要となる場合があります。感染症のかかりやすさや重症化のしやすさは、年齢や基礎疾患の有無などが影響します。

● **予防は消毒やマスクの着用と、3密を避けることが重要**

予防には、手指衛生やマスクの着用、3密（密閉・密集・密接）を避けることなどの、感染対策が重要です。

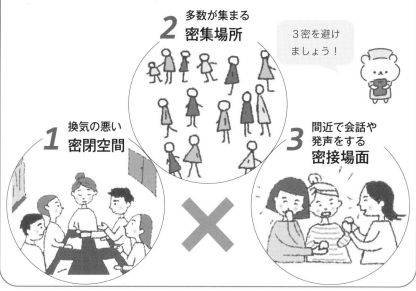

多数が集まる
2 密集場所

3密を避け
ましょう！

換気の悪い
1 密閉空間

間近で会話や
発声をする
3 密接場面

* ECMO：人工肺とポンプを用いた体外循環回路による治療のこと

空気感染による感染症

　日本における感染症の歴史において、空気感染経路をたどる最も有名な感染症は「結核」です。

　結核は、日本では明治ごろより罹患者数（りかん）が増加し、つい最近まで日本は結核の「中蔓延国（ちゅうまんえんこく）*」であり、感染症のリスクがあると世界各国から認識されていました。2020 年以降日本ははじめて「低蔓延国*」になったのです。

結核の症状

　結核は、戦前〜戦後の日本における死亡原因第 1 位で、当時は治療薬もなかったため「不治の病」として、よく映画や小説などでも描かれていました。

　結核は結核菌によって引き起こされる空気感染のため、密閉されている空間では罹患するリスクが高く、飛沫核（ひまつ）を吸い込んでしまうことで感染します。発症すると、2 週間以上続く咳、倦怠感（けんたい）、血痰（けったん）などの症状が起こります。この「2 週間以上続く咳」が最もポイントとなる症状です。特に、高齢の方で 2 週間以上続く咳がある場合、結核を疑うことがあります。

結核の発症率

　結核は、罹患したら全員が発症するとは限りません。感染しても免疫が正常であれば、発症率は 5 ％（一次結核）、すぐには発症しないけれど一生のうちに発症する割合は 5 ％（二次結核）と言われています。

　つまり、100 人が結核菌に曝露（ばくろ）しても、そこから発症する（1 次結核）のは 5 人で、すぐには発症しないが（高齢になって免疫が落ちたときなど）一生の中で発症してしまう人が 5 人程度、ということになります。このように数字で考えると「90 ％の人が何も起こらないなら、そこまで騒ぐ必要がないのでは？」と考える方もいるでしょう。ですが、結核菌の一番厄介なところは、治療が長期間必要になることです。

　＊中蔓延国・低蔓延国：WHO が定めた結核の蔓延国の定義。低蔓延国は罹患率が人口 10 万人当たり 10 以下、中蔓延国が 20 以上 100 以下、高蔓延国は 100 以上とされている

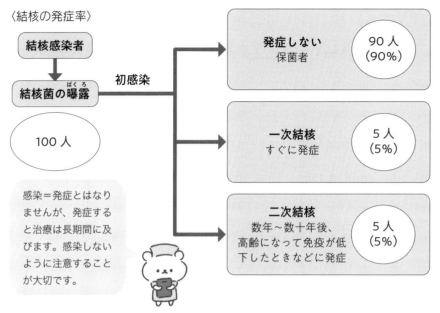

〈結核の発症率〉

結核感染者
↓
結核菌の曝露（ばくろ）

100人

初感染

発症しない
保菌者
90人
（90％）

一次結核
すぐに発症
5人
（5％）

二次結核
数年〜数十年後、
高齢になって免疫が低
下したときなどに発症
5人
（5％）

感染＝発症とはなり
ませんが、発症する
と治療は長期間に及
びます。感染しない
ように注意すること
が大切です。

　また、結核菌は、その特性から抗菌薬を複数飲み続けなければならなく
なります。人や症状にもよりますが、おおよそ6カ月以上は内服を続ける
必要があります。途中で内服を止めてしまうと、薬への耐性をもつリスク
が高まります（耐性菌）。それによって治療の選択が狭まり、治療困難にな
る可能性もありますので、処方された薬は適切に飲み切ることが肝心です。

結核と HIV / AID

　近年では、結核と HIV / AIDS（エイズ）の関係も指摘されています。HIV / AIDS
になると、CD4という免疫機能に重要な役割を果たす白血球の1つが産
生されなくなり、免疫力が著しく低下した状態になります。

　そのため、結核に曝露したことのある人は、HIV / AIDS に罹患した際に、
2次感染として発症する可能性があるのです。結核は自己免疫ととても深
く関係しているため、そのほかの感染症を併発する可能性もありますので、
注意が必要です。治療には、1剤ではなく、複数の抗菌薬を組み合わせて
内服を開始します。そして長期間の内服を継続する必要があります。日本
では、結核の予防として「BCG」という予防接種が推奨されています。

感染症にかからないためには？

感染症にかからないようにするには、前述した「感染成立のための3要素」（→ p88）の三角形を崩すことが一番です。では、いったいどのような方法が有効でしょうか？　1つずつ確認していきましょう。

「病原体」の除去は「洗浄⇒消毒⇒乾燥」

まずは、病原体を除去することです。病原体などの微生物が生き残るには、適度な温度・湿度、そして栄養素が必要です。そのため、病原体にとって「生き残りにくい」環境をつくることが大切です。「洗浄⇒消毒⇒乾燥」が鍵となります。

身近なことでは部屋の掃除なども病原体の除去につながります。シンクなどの水回りには、黒カビや赤カビといったカビ類だけでなく、黄色ブドウ球菌や、サルモネラ菌などの食中毒の原因ともなる病原体が存在します。

そこで病原体を除去するために「すぐ消毒」ではなく、まずは「丁

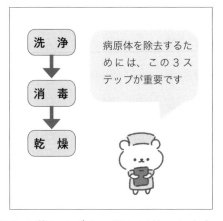

洗　浄
↓
消　毒
↓
乾　燥

病原体を除去するためには、この3ステップが重要です

寧に洗浄」をしましょう。しっかり汚れを落とさずに、汚れが付いたまま消毒をしても、その効果は半減してしまいます。そのため、しっかりと洗浄を行った後に、次亜塩素酸（ハイター）などを用いて消毒を行うことで、より高い効果を引き出します。そして、消毒後は「乾燥」をさせましょう。病原体は湿気のある場所を好みますので、乾ききっていないと、また病原

体が繁殖する恐れがあります。

　また、水回りで使用する「スポンジ」にも注意が必要です。スポンジには汚れが付着し、乾きにくさなどから病原体の温床になりやすい場所です。そのためスポンジ自体の消毒も必要ですが、定期的に交換することが重要です。

　水回りだけでなく、ホコリが溜まっているところにも注意が必要です。ホコリにはたんぱく汚れなどさまざまなものが含まれています。このたんぱくは病原体にとっての大事な栄養源となります。これらを除去するためには掃除が一番でしょう。ほかにも、衣類の汚れなども同様に手洗いで汚れを落としてから適切に消毒を行い、そのあとに洗濯機を使用するなど、「洗浄⇒消毒」が重要です。

　消毒薬に関しては、商品の説明書に従い、適切に使用することが重要です。消毒薬の濃度や使用時間が不適切な場合、消毒効果が得られないだけでなく、耐性菌の温床にもなる恐れがあります。適切な消毒を行うことで、病原体を除去していきましょう。

「宿主（ヒト）」の免疫力をUP！

　感染症にかからないようにするためには、宿主（ヒト）が免疫力を下げないように努めること、適切に予防接種を受けること、が大切となります。

免疫力とストレス

　免疫力を下げないように努めるとは、どんなことでしょうか？

　免疫はその人がもっている、病原体などの異物と戦うための能力です。傷口から病原体が体の中に侵入しようとするのを防いだり、異物が存在するときに排除しようと働いたりと、体を守るために重要な役割を果たします。免疫はさまざまな影響を受けますが、ストレスも影響を与える1つの要因となります。

　たとえば、受験勉強のために毎日遅くまで起きていて、精神的にも追い

込まれているときに、ヒトは強いストレスを感じますよね？　その場合、ストレスによってホルモンバランスが崩れ、脳の視床下部から出るホルモンに異常が起こり、免疫を司る細胞産生の低下が生じると言われています。つまり、「ストレスを感じると免疫力が下がりやすい」のです。そのため、過度なストレスを避け、規則正しい生活を心がけることが、免疫力の低下を防ぐだけでなく、健康を保つことにつながります。

予防接種を受ける

　適切に予防接種を受けることも大切です。ワクチンとは、感染症の原因となる病原体に対して、免疫ができる体のしくみを利用した、感染症の予防に有効な作用をもつ医薬品のことです（→ p.110）。ワクチンを接種することと予防接種は同じ意味で使用されることが多いです。

　予防接種をすることで、私たちの体は病原体に対する免疫をつくり出します。ここでの免疫は、侵入してきた病原体を覚えて、体の中で病原体と戦う装備をつくること（抗体産生）を指します。すなわち、予防接種後に病原体に曝露（ばくろ）されても、その病原体と戦う武器である抗体をもっていれば、病原体をやっつける（感染を防ぐ）、あるいは感染しても重篤化しないことにつながるのです。

　米国のCDC（Centers for Disease Control and Prevention：疾病（しっぺい）予防管理センター）では、予防接種で防ぐことのできる疾病（VPD：Vaccine Preventable Disease）を定めています。これらを参考に、日本でも予防接種を推奨する感染症について予防接種法で定めています。予防接種法では、生まれたばかりの赤ちゃんに必要な予防接種について、定期予防接種に定めるなど、対策がとられています。

　予防接種はあくまで任意ですが、予防接種を行うことで、「自分自身が感染症にかからない」「感染症にかかっても重篤化しない」「自分の周りの人を守ることにつながる」ことをよく理解し、必要な予防接種は受けるようにしましょう。

予防接種を受けられない場合

　基礎疾患の治療中や、アレルギーなどの存在によって予防接種ができない場合もあります。その際は、自分が感染症にかかりやすいことを十分に理解しておくことが必要です。そのうえで、日ごろから自分の健康チェックを行ったり、感染症罹患（りかん）のハイリスクな場所を避けたり、手指衛生などの感染予防行動をとったりすることが大切です。

「感染経路」の遮断

　感染経路の遮断（しゃだん）は最も実施しやすい感染対策です。一番大切な考え方は「ベースとして標準予防策を実施し、病原体が判明したら病原体の感染経路を抑えて感染対策を行う」ことです。これは医療機関で実施されている感染対策の根幹にある考え方であり、これを順守すれば理論上感染を防ぐことにつながります。ただし、医療機関と家庭では大きく環境が異なりますので、臨機応変に柔軟な対応が必要です。

標準予防策と一般家庭

　まず、標準予防策とはどういうものでしょうか？　標準予防策（スタンダードプリコーション）とは、「感染症の有無にかかわらず、すべての人に対して、血液、体液、汗を除く分泌物、排泄物、損傷した皮膚、粘膜などは、感染の可能性があるものとみなして対応する方法」であると CDC によって提唱されています。

　この考え方は医療現場においてとても合理的な感染対策となっています。この標準予防策には、10個の項目が含まれており、たとえば手指衛生やマスクや手袋などの個人防護具の着用、咳エチケットなどがあります。医療機関では「だれが感染を有していても患者さんだけでなく自分自身を守るため」に必要な対策として標準予防策を実践しています。

　しかし、一般家庭において、この考え方をそのまま実施することは難し

いでしょう。たとえば、小さいお子さんがいる家庭の場合、お子さんへ食事を与えたり、歯磨きをしたり、おむつを替えたりなど、さまざまな場面において感染罹患（りかん）のハイリスクな状況が起こり得ると考えられます。家族内でどこまで標準予防策を適応するか、それは「状況に応じて」判断するしかありません。

家庭で行える感染対策

　まずは、感染性のリスクを考慮することが必要です。現在、流行している病原体（現在では COVID-19 など）を把握しておくことも重要です。そのうえで、家族の状況を理解しましょう。家族のなかに、成人と比較して免疫力の低い子どもや高齢者がいる、免疫が低くなりやすい基礎疾患（糖尿病や腎不全など）をもっている人がいる、免疫力が下がりやすい治療（抗がん剤やステロイドなど）を行っている人がいる、などを把握し、「感染にかかりやすい構成員」を把握することも重要です。

　家（家族）で行える最も有効な感染対策は「手指衛生」でしょう（右図参照）。まずは、家の外から病原体をもち込まないようにすることが重要です。外出から戻った際には「手指衛生」を行うことで、物や手を介した病原体の侵入を防ぐことにつながります。外出していた健康な人に問題がなくても、家族の中に高齢者がいる場合などは、その健康な人を介して病原体が伝播（でんぱ）するリスクが高まるからです。

　そのほか、病原体がうつりかねない状況として、鼻をかんだ後や咳をした際に手を当てた場合など、病原体に触れた可能性がある場合は手指衛生を行いましょう。また、子どもの鼻水をティッシュで拭った場合なども同様です。子どもの動きにとっさに手が出てしまうと思いますが、「病原体がいる可能性がある」ものに触れる恐れがある場合は、しっかりと手指衛生を行いましょう。

　また、家族の中でも注意が必要なのは、子どもに食事を与える場合、親と同じスプーンを用いるのではなく、子どもと親で別々の食器を使用するなどの対応が必要です。食器以外にも、タオルや衣類なども唾液などの粘

液が付着する可能性がある場合は、家族であっても別々に使用することで、感染罹患を防ぐことにつながると考えられます。

〈手指衛生の手順〉

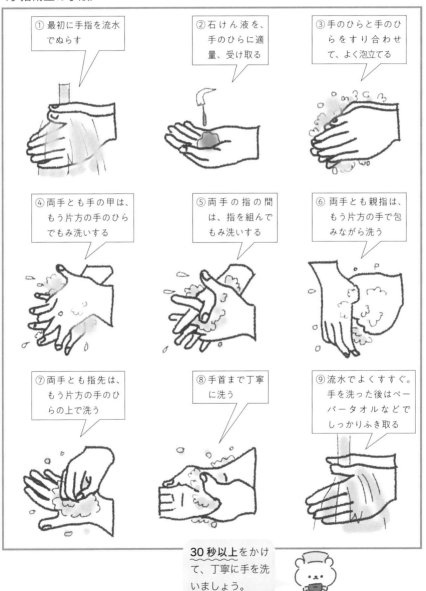

① 最初に手指を流水でぬらす

② 石けん液を、手のひらに適量、受け取る

③ 手のひらと手のひらをすり合わせて、よく泡立てる

④ 両手とも手の甲は、もう片方の手のひらでもみ洗いする

⑤ 両手の指の間は、指を組んでもみ洗いする

⑥ 両手とも親指は、もう片方の手で包みながら洗う

⑦ 両手とも指先は、もう片方の手のひらの上で洗う

⑧ 手首まで丁寧に洗う

⑨ 流水でよくすすぐ。手を洗った後はペーパータオルなどでしっかりふき取る

30秒以上をかけて、丁寧に手を洗いましょう。

家庭内感染を防ぐには

家庭においても柔軟な感染対策を行いつつ、病原体が明らかになった場合は、その病原体の感染経路に沿った感染対策をすることが、家庭内感染を防ぐための重要な行動となります。

● トイレを別にするなど、できるだけ接触を避ける！

たとえば、家族の1人がノロウイルスにかかってしまった場合、ノロウイルスの感染経路を考慮した対策が必要となります。ノロウイルスは接触感染と飛沫感染であると言われています。接触しないように、（家の構造的に）できればトイレは別の場所を使用するほうが望ましいでしょう。あるいは、罹患者の使用後に便座などの消毒を行うことも有効でしょう。

● 吐瀉物処理はゴム手袋をして、処理後は消毒を！

特に吐瀉物の処理はウイルスへの曝露が起こりやすいとされていますので、家庭内での対応が重要です。吐瀉物の処理はできる限りゴム手袋などをして、素手で触れないようにし、まき散らさないように静かに行うこと、床などは次亜塩素酸（ハイター）などで消毒すること、処理後は必ず手指衛生を行うこと、などを実施する必要があります。

● 手指衛生・マスク着用・3密を避けることが大切！

COVID-19（新型コロナウイルス）が猛威を振るうなか、「家庭内感染」の話はよく耳にされたことでしょう。COVID-19の感染経路は「飛沫」「エアロゾル」「接触感染」と言われており、一般家庭で、厳格に経路別予防策をとることは難しいでしょう。特に「エアロゾル感染」は空気感染に近い状況になるため、いくら部屋を分けていても共有する箇所（トイレや洗面台）などがある場合、物理的に対応が困難になる可能性もあります。

また、家族のだれがCOVID-19に罹患するかによっても感染拡大リスクが異なります。このような場合でも基本的な感染対策として手指衛生やマスクの着用、3密を避けるために部屋を分ける、などできる限りの対策を順守することが大切です。

> 上記の点に注意して家庭内感染を防ぎましょう。

感染症にかかってしまったかも、と感じたら？

感染症にかかったと疑わしい場合、① 症状から感染症なのか違うのか考える、② 今までの行動などから疑わしい病原体を考える、③ 医療機関に行くタイミングを考える、この 3 つが重要となります。

症状から感染症かどうかを考える

　感染症と言って、思い浮かべる症状は「発熱」でしょう。しかし発熱といっても本当に感染症による発熱なのかどうか、考える必要があります。

　たとえば、一過性に 38 度台まで上がり半日もせずに解熱し、そのほかの症状がない場合は、感染症に罹患しているとは判断しきれません。重要なのは、発熱の持続時間や、そのほかの随伴症状があるのかどうかです。

　発熱は「感染症にかかっている可能性がある」ことを示しても、「どんな感染症なのか」までの判断はできません。一緒に現れる症状として、咳や息苦しさがあれば呼吸器感染症、嘔吐・下痢などがあれば消化器系感染症を疑うなどの、判断材料の 1 つとなります。また、発熱があってもほかの疾患（たとえば自己免疫性疾患やがん患者など）の可能性もありますので、その人の基礎疾患なども理解したうえで、判断することが必要になります。

感染症にかかっても発熱しないこともある

　高齢の方であれば、たとえば誤嚥性肺炎などを起こしていても発熱が起こらない場合もあります。高齢になると、感染症に罹患した際に起こる炎症反応が生じにくく、発熱という症状に至らない場合もあるためです。そ

のような場合には、いつもより疲れやすい、食事や水分をとらない、などの発熱以外のほかの症状に目を向けることが大切です。

　また、子どもの場合では、高齢者とは反対に、急激に38度台まで発熱することもあります。単に、ストレスがかかって発熱が生じた可能性もあるので、そのほかの症状に注意しつつ、発熱が2日以上続く場合は、かかりつけの病院に受診されることをお勧めします（明らかにようすがおかしい場合は、すぐに受診をしてください）。

今までの行動から疑わしい病原体を考える

　症状だけでは感染症かどうか判断に困る場合もありますが、感染症の疑いがあることを念頭に置きつつ、今までの行動を振り返り、可能性のある病原体を考えることで、ピースを当てはめていきます。

　たとえば、「発熱と、激しい下痢と嘔吐（おうと）がある。そういえば2、3日前に焼き鳥を食べたな……」という場合、「発熱」「嘔吐・下痢などの消化管症状」「焼き鳥」から連想されることは「カンピロバクターによる食中毒？」となります。もちろんそのほかの感染症も念頭に入れて行動履歴を確認し、候補となる疾患を否定していくことで徐々にあたりをつけていきます。原因菌まで考えられなくても、「昨日食べた〇〇かな？」と考えていくことができます。

▌感染症では渡航歴も重要

　感染症が疑わしい場合、渡航歴なども重要です。COVID-19（新型コロナウイルス）の場合も、流行初期では細かに行動履歴を確認していました。それは、感染症罹患（りかん）の情報を得るためと、もしかしたら同時刻にいた人が濃厚接触の疑いがある（＝周囲の人に感染伝播（でんぱ）するリスクがある）ため、重要な情報として、行動履歴の確認を行います。

　このような行動履歴がある程度わかっていれば、医療機関を受診した際に、診断の大きな手掛かりとなります。感染症を疑う場合は、ある程度行動履歴を整理しておくとよいでしょう。

医療機関に行くタイミング

　疑わしい病原体を考えつつ、行動履歴を考慮し、やはり感染症にかかった可能性が高い場合は、医療機関への受診が必要です。受診の際は、まずは医療機関に電話して、状況を伝えておきましょう。

　かかりつけのクリニックに行っても、すぐに診察できない可能性もあります。無理に受診をしてしまうと、ご自身の疲労が蓄積されるだけでなく、周囲の人へ移してしまう可能性もあります。そのため、事前にクリニックに連絡し、どのようにすべきか指示を仰ぎ、待機場所などを確認したうえで受診しましょう。

自分自身が感染源にならない

　このように、感染症が疑わしい場合、適切に医療機関を受診して診察を受け、治療につなげることが重要です。診察後は、休養も大切ですし、周囲の人に感染させないための努力も必要です。自分自身が感染源にならないよう、マスクを着用する、手指衛生を行う、などの感染予防策をきちんと守ることが重要です。ここで、罹患者が感染対策をとれないと、周囲の人に病原体を拡散させることになりますから気をつけましょう。

感染症を正しく理解しよう

●感染症はだれでも罹患する可能性がある

感染症は特に、倫理的な問題が生じやすい疾患です。感染症になると、「罹患者」として差別される恐れもあります。COVID-19では感染者だけでなく、治療やケアにあたる医療従事者、その家族までもが差別の対象となっていたことも記憶に新しいでしょう。

罹患することで被害者にも加害者にもなる可能性がある、特徴的な疾患です。しかし、だれにでも罹患する可能性は十分にあります。そのことを念頭に置き、まずは適切な感染対策を行うこと、そして、感染症は倫理的問題が起こりやすいことを理解し、感染症を正しく恐れ、正しく対応できるように心がけることが重要だと考えます。

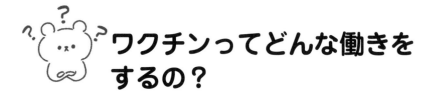

ワクチンってどんな働きをするの？

私たちの体の中には細菌やウイルスに一度感染すると、次は感染しにくくなったり、感染しても症状が軽くてすむようになる「免疫」というしくみが備わっています。ワクチンはこのしくみを利用するために、感染したときと似た状態をわざと起こすための物質（異物）です。接種することによって、病気に対する免疫を得ることができます。

つまり、ワクチンを接種することによって、さまざまな病気の予防へつながります。ワクチンで予防できる病気のことをVPD（Vaccine Preventable Diseases）と呼んでいます。

免疫って何？

　免疫とは、体が異物を除去するしくみのことです。こうした免疫には、生まれつき備わっている「自然免疫」と、後天的に獲得した「獲得免疫」があります。自然免疫は、体内に異物が侵入するとマクロファージや樹状細胞が異物を食べて分解します。その情報をヘルパーT細胞へと伝えるのが獲得免疫です。この後天的に獲得する獲得免疫には、液性免疫と細胞性免疫があります。

液性免疫

　ヘルパーT細胞から放出されたサイトカインによりB細胞が活性化され抗体を産生し、中和（食細胞を活性化したり、異物の毒性や感染力を失わせたりする）することによって、異物の増殖を阻止するしくみが液性免疫です。

細胞性免疫

　ヘルパーT細胞から放出されたサイトカインにより、キラーT細胞やナチュラルキラー細胞を活性化させ、「感染細胞」や「がん細胞」のような細胞に対して攻撃をするしくみが細胞性免疫です。

〈液性免疫と細胞性免疫〉

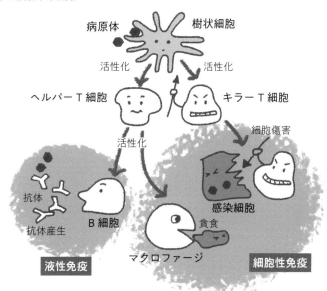

病原体　　樹状細胞

活性化　　　　活性化

ヘルパーT細胞　　　　キラーT細胞

活性化

細胞傷害

抗体

感染細胞

抗体産生　B細胞

貪食

マクロファージ

液性免疫　　　　　**細胞性免疫**

ワクチンの副反応とは？

　副反応とは、ワクチン接種にともなう反応を指します。似たような言葉に「副作用」がありますが、これは期待される薬の作用以外の作用を意味しています。ワクチンについては生体の免疫反応を促すものであることから、「副反応」という言葉が使われています。

　副反応には局所症状と全身症状とがあり、局所症状としては接種部位の腫れ、痛み、発赤などがあり、全身症状としてだるさ、頭痛、筋肉痛、寒気、発熱などがあります。また、ワクチン自体の弱い感染症状であったり、ワクチンに含まれる物質でアレルギーを起こすような、ワクチンによる免疫反応が原因ではない場合もあります。

第4章

感染症のトリセツ

〈ワクチンの種類・特徴〉

種類	生ワクチン	不活化ワクチン	トキソイド	核酸ワクチン、ベクターワクチン
特徴	病原体の病原性を弱めたもの	病原体を不活化して感染性をなくしたもの	病原体の毒素を無毒化したもの	mRNA 等のウイルスの部品にあたるタンパク質の設計図
誘導する免疫	細胞性免疫、液性免疫	液性免疫		細胞性免疫、液性免疫
免疫の持続性	1 回接種で長期の免疫を獲得できる	持続が短期間であり、決められた回数の接種や追加接種が必要		
副反応の原因	免疫反応以外に、ワクチンの成分自体が原因となることがある	免疫反応		
おもなワクチン	ロタウイルス、結核、麻疹、風疹、おたふく風邪、水痘、黄熱病 など	B 型肝炎、ヒブ感染症、肺炎球菌、百日咳、ポリオ、日本脳炎、インフルエンザ、A 型肝炎、髄膜炎菌、狂犬病、帯状疱疹、HPV など	ジフテリア、破傷風 など	新型コロナウイルス

ワクチンの名前の由来

　18 世紀末にエドワード・ジェンナーが、牛痘*（ぎゅうとう）にかかった乳搾りの女性の腕の膿を使って、天然痘の予防に成功しました。

　これに対し、19 世紀末に細菌学の父であるルイ・パスツールはジェンナーに敬意を表して、雌牛（Vacca）に由来するワクチン（Vaccine）療法という名をつけました。

　「ワクチン」という言葉の由来は、ジェンナーが目をつけた「牛」なのです。

*牛痘：牛痘ウイルス感染症

ワクチン療法は牛痘の治療から始まったのですね。

第 **5** 章

がんのトリセツ

日本人に多いがんって？

日本人に多く見られるがんは、1 大腸、2 肺、3 胃、4 乳房、5 前立腺（厚生労働省 2019 年）の順になっています。日本人の 2 人に 1 人ががんになり、3 人に 1 人ががんで亡くなると言われています。

どうしてがんになるの？

　がんに罹患する人（罹患数）と死亡数は年々増加していますが、それは日本人の高齢化が背景にあると言われています。

　がんの発生には、タバコ、アスベスト、ウイルスなどの外的要因と、加齢、遺伝子異常などの内的要因が関与しています。これらの発がん要因が正常細胞に傷をつけ、修復をくり返すうちに遺伝子異常が積み重なり、がん化していくことになります。

　つまり、加齢にともないこの過程がくり返されることで、がんになる確率が上がるというわけです。

〈男女別がんの罹患順位 (2019 年)〉

	1 位	2 位	3 位	4 位	5 位
総数	大腸	肺	胃	乳房	前立腺
男性	前立腺	大腸	胃	肺	肝臓
女性	乳房	大腸	肺	胃	子宮

「最新がん統計」国立がん研究センターがん情報サービスをもとに作成

がんは年齢や性別でも異なる

　がんは、体のさまざまな組織から発生する固形がんと、血液がん（造血器腫瘍）に分かれます。そして、体のさまざまなところにできます。

男性の場合

　40歳以上では消化器系のがんが5〜6割を占めますが、70歳以上では肺や前立腺がんの割合が増加します。

女性の場合

　40歳代では乳がんが全体の5割、子宮がんと卵巣がんが全体の2割を占めますが、高齢になると乳がんや子宮がんの割合は減少し、消化器系（胃、大腸、肝臓など）と肺がんの割合が多くなります。

〈男女別で見る部位別がん罹患数（2018年）〉

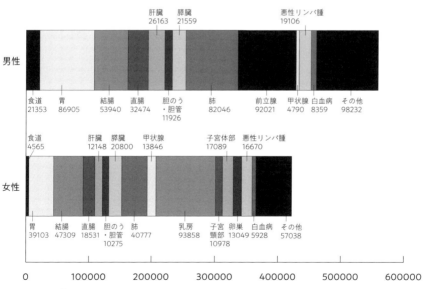

「がん登録・統計（全国がん登録）」国立がん研究センターがん情報サービスをもとに作成

　39 歳以下では白血病などいわゆる血液がんの割合が増え、14 歳以下では脳・中枢神経系のがんが 4 割を占めます。

　0 歳〜 14 歳までは「小児」、15 歳〜 39 歳までの世代は「AYA 世代」（Adolescent and Young Adult；思春期・若年成人）と呼ばれ、年代の特性やがんの特徴から特別な支援を必要としています。

　このようにひと口に日本人に多いがんといっても、年齢や性別、がんの種類によっても大きな違いがあります。

がん検診の意義とは？

● 市町村のがん検診項目

　現在、日本で実施されているがん検診は、肺がん、胃がん、大腸がん、乳がん、子宮頸がんの 5 種類です。これらは科学的根拠に基づき、早期に発見されたことで治療が開始された結果、死亡率の低下が認められたがんです。

　つまりがん検診が確立しているこれらのがんは、見つかりやすいがんと言えるでしょう。しかし、がん検診の受診率は年々増加しているものの 50％に満たず、厚生労働省は 50％以上の受診率を目標に掲げています。

● 5 種類のがん検診以外は任意型健診（人間ドック）で

　この 5 種類のがん検診以外は、任意型検診（いわゆる人間ドック型）の検診として受けることが可能です。前立腺がんの PSA 測定（血液検査）はよく実施されています。男性に多い前立腺がんは、PSA 測定が多くなされている結果により、がんの発見が増えているとも言えます。

〈市町村がん検診の内容〉

種類	検査項目	対象者	受診間隔
胃がん検診	問診に加え、胃部エックス線検査、または胃内視鏡検査	50 歳以上の者（胃エックス線検査については、当分の間、40 歳以上の者を対象としても差し支えない）	2 年に 1 回（当分の間、胃エックス線検査を年 1 回実施しても差し支えない）
子宮頸がん検診	問診、視診、子宮頸部細胞診、内診	20 歳以上の女性	2 年に 1 回
肺がん検診	問診、胸部エックス線検査及び喀痰細胞診	40 歳以上の者	年 1 回
乳がん検診	問診及びマンモグラフィ	40 歳以上の女性	2 年に 1 回
大腸がん検診	問診及び便潜血検査	40 歳以上の者	年 1 回

「がん予防重点健康教育及びがん検診実施のための指針」厚生労働省

大腸がんの特徴は？

大腸がんとは、大腸（上行結腸、横行結腸、下行結腸、S状結腸、直腸）の粘膜にできるがんのことを言います。日本人がかかるがんの第1位がこの大腸がんです（→ p.114）。発症早期では症状がないため、見つかりにくいがんではあるのですが、早期に発見でき、適切な治療を受ければ、比較的治りやすいがんであると言われています。

大腸がんは治りやすいの？

　食事の欧米化や高齢化によって大腸がんは増加し続けており、日本人にとって身近ながんと言えます。

　大腸がんの場合、がんと診断された場合に、治療によってどのくらい生命を救えるかを示す指標である、5年相対生存率は71.4％で、ほかのがんに比べると治りやすいがんでもあります。

大腸がんはどのようにして見つかる？

　大腸がんは発症早期では症状がないため見つかりにくく、検診などで発見されることが多いがんです。大腸がん検診では、40歳以上を対象とした便潜血検査を1年に1回実施しています。がんの疑いがあると、大腸内視鏡検査を行います。内視鏡検査でポリープを切除することがありますが、これはポリープは前がん病変といって、放置しておくとがんになる可能性があるためです。

　大腸がんに見られる症状は、腹痛、血便、便が細くなる、便秘・下痢などがあります。これらの症状は、すべて現れるのではなく、がんが大腸のどこにできているかによって変わってきます。

〈大腸がんのできる場所と症状〉

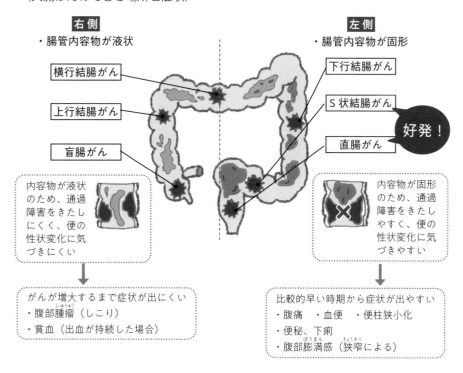

右側
・腸管内容物が液状

横行結腸がん

上行結腸がん

盲腸がん

内容物が液状
のため、通過
障害をきたし
にくく、便の
性状変化に気
づきにくい

↓

がんが増大するまで症状が出にくい
・腹部腫瘤（しこり）
・貧血（出血が持続した場合）

左側
・腸管内容物が固形

下行結腸がん

S状結腸がん

直腸がん

好発！

内容物が固形
のため、通過
障害をきたし
やすく、便の
性状変化に気
づきやすい

↓

比較的早い時期から症状が出やすい
・腹痛　　・血便　　・便柱狭小化
・便秘、下痢
・腹部膨満感（狭窄による）

大腸がんの治療は手術が基本

大腸がんの治療は、手術で腸と周りのリンパ節を切除することが基本となります。切除する部位によっては人工肛門*を造ることがあります。

手術の後もがんの進行に応じて、がん薬物療法が必要になることがあります。近年では分子標的薬や免疫チェックポイント阻害薬など、使える薬物が増えています。ある種類の薬物治療では効果がなくなったとしても、薬物の種類を変えて治療を継続することが可能です。

大腸がんが増えているにも関わらず、５年相対生存率がほかのがんに比べて高いのは、がん検診で早期にがんを見つけることができることと、治療法の選択肢が多く、長期にわたり治療を継続できることが背景にあると言えるでしょう。

*人工肛門（ストーマ）：消化管を腹壁に出して造られた排泄口のこと。肛門のように筋肉で締めることができないため、自然に便が排泄されてしまうことから、便を受けるための装具が必要になる。

肺がんの特徴は？

肺がんとは、気管支や肺胞の細胞が何らかの原因でがん化したものです。2019 年に新たに肺がんと診断された人は約 12 万人おり、2020 年に肺がんで死亡した人は約 7 万 5 千人で、男性は 1 位、女性は 2 位、男女計で 1 位となっています。罹患数（りかん）も年々増加しており、高齢の男性に多く見られます。

肺がんの種類

肺がんの危険因子にはタバコ、慢性閉塞性肺疾患（へいそく）やアスベストなどの職業的曝露（ばくろ）などがあります。特にタバコは最も重要な危険因子です。喫煙者が肺がんになるリスクは、非喫煙者に比べて、男性は 4.4 倍、女性は 2.8 倍高くなります。

ひと口に肺がんと言っても、がんの種類（組織型）によって、タイプが異なります。大きく小細胞肺がんと非小細胞肺がんに分けられ、特徴や治療法が大きく異なります。

小細胞肺がん

喫煙者や男性に多く、進行が早く悪性度の高いタイプです。早期からリンパ節転移をきたすため、診断時にはすでに脳や骨などに転移（遠隔転移）していることも多くあります。

非小細胞肺がん

女性や非喫煙者も稀（まれ）ではなく、肺の先にできる（末梢型）ことが多いため、早期には症状が現れにくい特徴があります。

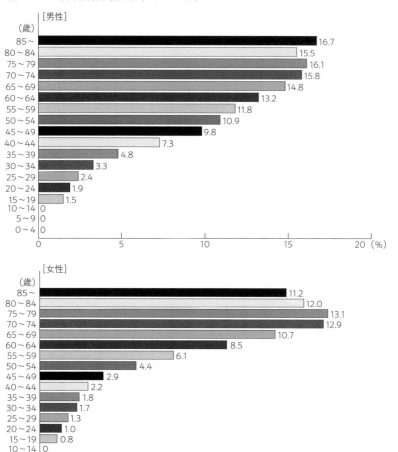

〈肺がんの年齢階級別罹患率 (2019年)〉

[男性]

(歳)	値
85〜	16.7
80〜84	15.5
75〜79	16.1
70〜74	15.8
65〜69	14.8
60〜64	13.2
55〜59	11.8
50〜54	10.9
45〜49	9.8
40〜44	7.3
35〜39	4.8
30〜34	3.3
25〜29	2.4
20〜24	1.9
15〜19	1.5
10〜14	0
5〜9	0
0〜4	0

[女性]

(歳)	値
85〜	11.2
80〜84	12.0
75〜79	13.1
70〜74	12.9
65〜69	10.7
60〜64	8.5
55〜59	6.1
50〜54	4.4
45〜49	2.9
40〜44	2.2
35〜39	1.8
30〜34	1.7
25〜29	1.3
20〜24	1.0
15〜19	0.8
10〜14	0
5〜9	0.4
0〜4	0.2

「がん登録・統計 (全国がん登録)」国立がん研究センターがん情報サービスをもとに作成

肺がん検診ではどんな検査をするの？

　肺がんの検診は、40歳以上の男性・女性に対し、問診と胸部X線検査、喀痰細胞診（50歳以上でこれまでの喫煙指数＊が600以上の場合）を1年に1回実施しています。検診以外でも、咳、痰、血痰（痰に血が混じる）、喀血（咳と一緒に血が出る）などの症状があった場合は、胸部CTや気管

＊喫煙指数：生涯の喫煙量を表す。1日の喫煙本数×喫煙年数で表し、400以上で肺がんのリスクが高くなる。

支生検などの検査を受けて、診断されることになります。

　また、肺がんはがんの病変がどこにあるかによって、症状が異なります。症状がないから安心という訳ではないため、定期的にがん検診を受けるようにしましょう。

〈肺がんのできる場所と症状〉

中枢型（肺門部に発生）

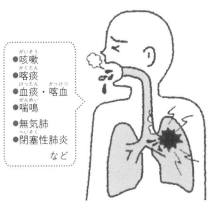

- ●咳嗽
- ●喀痰
- ●血痰・喀血
- ●喘鳴
- ●無気肺
- ●閉塞性肺炎
  　　　など

末梢型（肺野領域に発生）

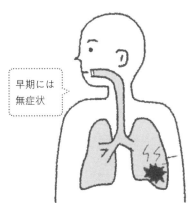

早期には無症状

肺がんの治療法

ほかのがんと同様に、手術やがん薬物療法、放射線治療があります。近年、がん薬物療法（分子標的薬*や免疫チェックポイント阻害薬**）の開発が次々と進み、治療法の選択肢が増えています。特に、非小細胞肺がんでの適応が増えており、患者さんのタイプに合わせた治療が進められています。以前は、肺がんは治りにくいがんの1つだと言われてきましたが、治療の選択肢が多様化していることで、よりよい状態で長く生きることが可能になってきています。

＊分子標的薬：がん細胞だけが特異的にもつ生存・増殖に関与する物質を標的にした薬剤
＊＊免疫チェックポイント阻害薬：がん細胞が生存・増殖するためにもっている、生体の免疫反応（病気を引き起こす細菌やウイルス、がん細胞など異物から身体を守るしくみ）を回避するシステムを、免疫チェックポイント分子を標的として阻害し、がん細胞が免疫システムから逃れられないようにして、がん細胞を排除する薬剤

胃がんの特徴は？

胃がんとは、胃の壁の内側をおおう粘膜の細胞が何らかの原因でがん細胞となり、無秩序に 増えていく病気です。がんが大きくなるにしたがい、右ページの図のように、粘膜から粘膜下層、固有筋層と外側に進み、漿膜の外側まで達してしまうと、近くのほかの臓器に浸潤していきます。

胃がんの罹患数

2019 年に新たに胃がんと診断された人は約 12 万人、2020 年に胃がんで死亡した人は約 4 万人で、死亡数では男性は 2 位、女性は 5 位、男女計で 3 位となっています。罹患数は増加傾向にあるものの、死亡数は減少しています。

胃がんの危険因子にはピロリ菌、食塩の過剰摂取、喫煙があります。胃がんの 80 ％はピロリ菌が原因とも言われ、除去することで胃がんを予防することが期待できます。

胃がんの 5 年相対生存率は 66.6 ％で、臓器内に限局していれば 96.7 ％に達し、根治が望めると言えます。

胃がんはどのようにして見つかるの？

早期の胃がんでは無症状であることが多く、進行すると上腹部痛、食欲不振、黒色便、貧血などが生じます。

胃がん検診では、50 歳以上を対象とした胃 X 線検査または胃内視鏡検査を、2 年に 1 回実施しています。がんの疑いがあると、胃内視鏡検査で組織を検査して診断します。定期的に胃がん検診を受けるようにしましょう。

〈胃の構造と胃がんの進行〉

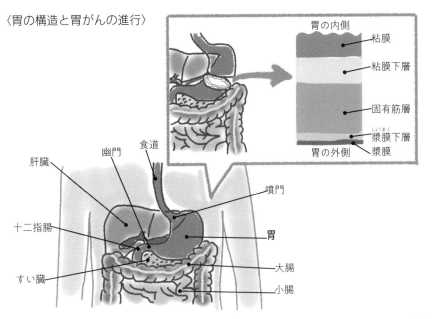

胃の内側
粘膜
粘膜下層
固有筋層
漿膜下層
胃の外側
漿膜

肝臓
幽門
食道
噴門
十二指腸
胃
すい臓
大腸
小腸

「がん情報サービス」国立がん研究センターをもとに作成

胃がんの治療方針はステージで決まる

● 病変部分の切除が基本

胃がんの治療は、病変部分を切除することが基本となります。早期胃がんで条件があえば、内視鏡で摘出することも可能ですが、それ以上に病変が進行していれば、手術で胃と周りのリンパ節を切除します。手術後に切除した組織を調べて、がんの進行の程度を示す「病期（ステージ）」を判定します。

● がんの進行程度によって治療も変わる

ステージはⅠ～Ⅳに分かれており、それぞれで治療方針が決まっています。がんの種類ごとに「ガイドライン」があり、患者さんの意向と合わせて検討し、治療方針が決まっていきます。手術の後もがん薬物療法が必要になることがあります。いわゆる抗がん剤を中心に、分子標的薬や免疫チェックポイント阻害薬なども使用します。点滴と飲み薬の組み合わせで行われます。

● 早期発見で根治できる

胃がんは、早期に見つかれば根治できるがんと言えます。ピロリ菌を除去して、定期的に胃がん検診を受けることが、胃がんの予防につながります。

乳がんの特徴は？

女性に多いがんは、乳がん、大腸がん、肺がん、胃がん、子宮がんの順になり、生涯に乳がんを患う女性は9人に1人と推定されています（厚生労働省 2019 年）。無症状のうちに検診を受診すれば早期発見につながり、適切な治療によって治癒の確率も高くなります。

女性が最も多くかかる乳がん

　乳がんは、乳腺の組織にできるがんで、進行すると、がん細胞が周囲の組織を壊しながら増殖し、血液やリンパ液の流れなどに乗って転移することもあります。転移しやすい場所は乳房の近くのリンパ節、骨、肝臓、肺、脳などです。

　乳がんの罹患率は年々増加しており、女性の部位別がん予測罹患数（下図）でも第1位となっています。

〈男女部位別のがん予測罹患数（2021 年）〉

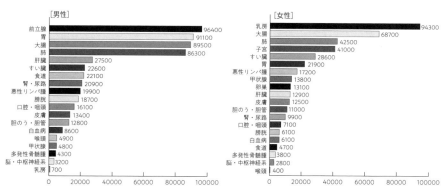

「がん登録・統計（全国がん登録）」国立がん研究センターがん情報サービスをもとに作成

また、国立がん研究センターは、がんと診断された患者の「10年生存率」を発表しています。女性のがんの中でも乳がんは罹患する人が一番多いのですが、10年生存率では87.5%と全体の平均58.9%に比べ生存率が高いがんです。

〈おもながんの10年生存率〉

がんの部位	%
胃	67.3
大腸	69.7
肝臓	17.6
胆のう・胆管	19.8
喉頭	64.2
肺	33.6
乳（女性）	87.5
食道	34.4
すい臓	6.6
子宮頸部	68.2
子宮体	82.3
前立腺	99.2
膀胱	63.0
すべてのがん	58.9

全国がんセンター協議会・国立がん研究センター 2021年

乳がんは、比較的生存率が高いがんです

* 10年生存率 = 2005年〜2008年に全国がんセンター協議会加盟32施設で、診断治療を行った症例のうち、集計基準を満たした120,649症例に基づき算出

〈乳がんの発生部位と頻度〉

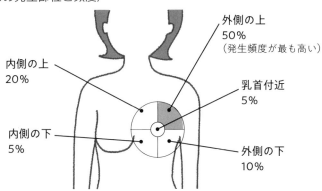

内側の上
20%

外側の上
50%
（発生頻度が最も高い）

乳首付近
5%

内側の下
5%

外側の下
10%

Cancer Stat Facts: Female Breast Cancer-National Cancer Institute.
の資料をもとに作成

最も発症しやすい年代は

女性の乳がんの好発年齢は40代で、仕事や家事・子育てなど社会的役割が多く多忙な日々を過ごしている年齢の女性に多く発症します。

また片方の乳房がなくなる、または部分切除術によって変形するなどのボディイメージの変容が起こりやすく、セクシャリティの問題などパートナーや家族関係への影響も少なくありません。

乳がんの早期発見にはセルフチェックも大事

また乳がんは、自分で発見できる数少ないがんです。下の図のように月経終了後1週間以内に自己チェックを継続的に実施してください。

〈乳房のセルフチェックの方法〉

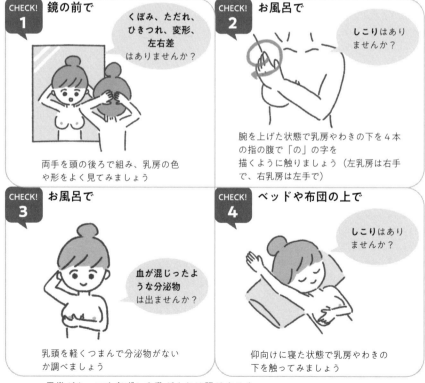

CHECK! 1 鏡の前で

くぼみ、ただれ、ひきつれ、変形、左右差はありませんか？

両手を頭の後ろで組み、乳房の色や形をよく見てみましょう

CHECK! 2 お風呂で

しこりはありませんか？

腕を上げた状態で乳房やわきの下を4本の指の腹で「の」の字を描くように触りましょう（左乳房は右手で、右乳房は左手で）

CHECK! 3 お風呂で

血が混じったような分泌物は出ませんか？

乳頭を軽くつまんで分泌物がないか調べましょう

CHECK! 4 ベッドや布団の上で

しこりはありませんか？

仰向けに寝た状態で乳房やわきの下を触ってみましょう

異常があっても必ずしも乳がんとは限りません。
自己触診で乳房の変化を感じた人は、医療機関を受診してください。

乳がんの治療法はどのように決めるの？

　乳がんがどれほど進行しているかは、TNM分類（T：tumor　腫瘍の大きさと浸潤の程度、N：lymph node　リンパ節転移の状況、M：metastasis　遠隔転移の有無）を用いて病期（ステージ）を分類します。さらに、乳がん細胞がもつ性質によって、4つの「サブタイプ」に分類し、がん薬物療法の指標とします。

〈病期別（ステージ）の治療選択〉

病期	0	Ⅰ～Ⅲ	Ⅳ
	非浸潤がん	浸潤がん 遠隔転移なし	浸潤がん 遠隔転移あり
治療	手術	手術および術前後にがん薬物療法（ホルモン療法の追加の可能性あり）	手術適応なし がん薬物療法・その種類のホルモン療法の継続により病状の進行を抑える

〈サブタイプの分類〉

サブタイプ	ER / PgR	HER2	Ki67	予後
ルミナールA	ER陽性 かつ・または PgR陽性	陰性	低値	良好
ルミナールB （HER2陰性）	ER陽性 かつ・または PgR陽性	陰性	高値	中間
ルミナールB （HER2陽性）	ER陽性 かつ・または PgR陽性	陽性	不問	中間
HER2	ER陰性 かつ PgR陰性	陽性	高値	不良
トリプル ネガティブ	ER陰性 かつ PgR陰性	陰性	高値が多い	不良

「乳がんについて」国立がん研究センターをもとに作成

乳がんの治療は手術、がん薬物療法などを組み合わせて行う

● **手術療法には3種類ある**

乳がんの手術療法には、次の3種類があります。

① 胸筋合併切除術：乳房と乳房の下の胸筋も一緒に切除する

② 筋温存切除術：乳房だけを切除する

③ 乳房温存手術：がんとがんの周囲を切除する、術後に放射線治療が必要

● **手術でリンパ節を切除すると数年後にリンパ浮腫が出ることも**

手術時に腋窩（腋の下）のリンパ節を切除した場合は、数年後に手術した側の腕がリンパ浮腫になることもあります。

● **がん薬物療法は乳がんの大きさや種類などで異なる**

乳がんのがん薬物療法は乳がんの大きさや種類、サブタイプにより異なります。手術前にがん薬物療法を受けて、腫瘍を小さくしてから乳房温存手術を受けることもあります。がん薬物療法の種類は数多くあります。また、副作用もさまざまですので、医師や看護師の説明をよく聞いてください。

● **ホルモン療法は10年続く**

ホルモン療法は術後に前記のER陽性、PgR陽性の場合、約10年間行われます。ホルモン療法にも更年期障害のような症状が現れることがあり、副作用が生活の支障になる方もいます。

● **乳がん治療の特徴**

乳がんの治療は、比較的治療成績がよい、治療期間が長期間にわたる、治療方法が多いことが特徴です。

● **治療法に迷ったときや悩んだときは、相談窓口へ**

乳がんになったときは、たくさんの治療法の中から自分に合った方法を選ぶ必要があります。

がんになったショックを和らげたいとき、迷ったとき、どうしたらよいかわからないときなどは、担当医や病院の相談窓口に相談してください。乳がんを体験した患者会も多数あります。

前立腺がんの特徴は？

前立腺がんは、精液の一部をつくる男性生殖器である「前立腺」の細胞が正常な細胞増殖機能を失い、無秩序に自己増殖することにより発生します。多くの場合、自覚症状はないのですが、尿が出にくい、排尿の回数が多いなどの症状が出ることもあります。早期の発見であれば比較的悪性度の低いがんです。

前立腺がんの罹患数

日本人の男性がかかるがんの第1位が前立腺がんで、約92,000人が診断されています（2018年）（→ p.114）。

いっぽう、部位別のがん死亡数では約12,000人で7位となっており（2021年）、比較的悪性度の低いがんと言えますが、タイプによっては進行が早く、悪性度の高いものもあります。

前立腺がんはどのようにして見つかるの？

前立腺がんは症状が現れたときにはすでに進行している可能性が高いため、前立腺特異抗原（PSA）検査を行うことで、早期にがんを発見することができます。採血で調べることができます。国が推奨するがん検診には含まれていませんが、自治体によっては実施されています。

PSAは前立腺がんや前立腺炎、前立腺肥大により前立腺組織が壊れると、血液中に漏れ出す特性があります。がんが進展するにつれて血液中のPSAは高値を示すので、前立腺がんの早期発見や経過観察に欠かせない検査となっています。PSAが4ng/mlを超えるとがんの疑いがあるため、超音波

検査や MRI、直腸診などの精密検査、確定診断のための前立腺生検が実施されます。

がんと診断されたら

　前立腺がんと診断されたら、がんの大きさを調べる MRI 検査や、骨に転移しやすい特徴から骨シンチグラフィを受けます。これらの結果から、がんがどれだけ進行しているのかを判定し、再発や生命予後を悪化させるリスクを評価するリスク分類を行い、治療の選択に役立てます。

〈病期区分と治療法〉

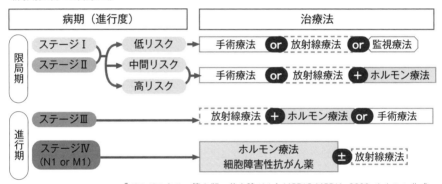

『がんがみえる　第 1 版，前立腺がん』MEDIC MEDIA, 2022. をもとに作成

〈部位別死亡数（全国）・罹患数（全国）　年次推移　　（男性・全年齢）〉

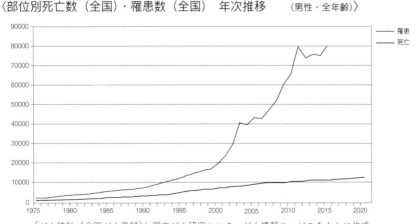

「がん統計（全国がん登録）」国立がん研究センターがん情報サービスをもとに作成

前立腺がんの治療方法

前立腺がんの治療は、ほかのがんと同じような手術、放射線、がん薬物療法以外に、PSA監視療法があります。

●手術

手術は前立腺全摘術が行われます。近年ではロボットを使って腹腔鏡で手術を行う、ロボット支援下腹腔鏡手術（ダヴィンチ手術）が急増しています。

●がん薬物療法

前立腺がんに特徴的ながん薬物療法としては、ホルモン療法があげられます。前立腺がんは、精巣や副腎から分泌されるアンドロゲン（男性ホルモン）の刺激で病気が進行する性質があります。ホルモン療法は、この性質を利用して、アンドロゲンの分泌や働きを妨げる薬によって前立腺がんの勢いを抑える治療です。

●放射線治療

放射線治療は、体の外から前立腺に放射線をあてる外照射療法と、放射線を出す物質を密閉した小さな粒状のものを、前立腺の中に埋め込む組織内照射療法の2つに分かれます。

● PSA監視療法

PSA監視療法とは、前立腺生検で見つかったがんがおとなしく、治療を開始しなくても余命に影響がないと判断される場合に、経過観察を行いながら過剰な治療を防ぐ方法です。

前立腺がんは高齢化にともない罹患数が増加していますが、死亡率が低いのは、PSA測定で早期にがんを見つけることができることと、前立腺がんが比較的進行が緩やかなタイプが多いこと、治療法の選択肢が多く、長期にわたり治療を継続できることが背景にあると言えるでしょう。

前立腺がんは、治療法の選択肢が多く、死亡率は低いがんです。

手術療法とはどんなもの？

がんがある一定の範囲内にとどまっている状態の場合、手術をしてがんを取り除いたりする方法を手術療法と言います。

手術療法にはどんな種類があるの？

手術療法には、がんのタイプなどによっていくつかあります。

根治的手術

原発のがん（最初に発生したがん）、および転移したがんを手術で完全に取り除き、がんが治ることを目指した手術のことです。

非治癒手術

切除不能な状態のがんや切除の適応がない転移したがんにより生じた苦痛の軽減を目指した手術などを言います。

たとえば、胃がんが大きくて通過障害を起こしている場合、小腸を切除して胃につなげ、食べたものが十二指腸を通らずに小腸に直接流れるようにする、バイパス手術などがあります。

〈バイパス手術〉

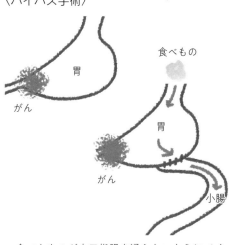

食べたものが十二指腸を通らないようにバイパス手術を行う

132

手術の傷が小さくてすむ方法もある

　手術をする方法も皮膚を大きく切開するものから、内視鏡などを使用して行う傷が小さくてすむものなど、いくつか方法があります。

標準手術・拡大手術

　皮膚を大きく切開して、がんを切除する手術を言います。患部がよく見えるので手術をしやすいのですが、患者さんの体への負担が大きく、手術後の合併症のリスクが大きいです。

低侵襲手術

　内視鏡や鏡視下（手術をする部位に数箇所 1cm ほど皮膚を切開して、細長いビデオカメラを挿入し、テレビモニターに映された画像を見ながら手術をすること）でがんを切除する手術のことです。

　標準手術・拡大手術より皮膚の切開が小さく、患者さんの体への負担が少なく、合併症のリスクも少なくてすみます。しかし、術者の経験や技量が必要となる手術です。近年ではロボット手術も行われるようになりました。

〈標準手術と低侵襲手術〉

〈標準手術〉　　〈低侵襲手術〉

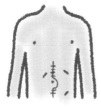
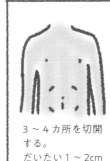
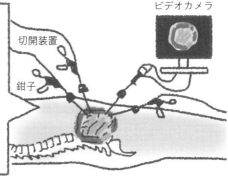

ビデオカメラ

切開装置

鉗子

上腹部正中などを
切開する。だいた
い 15 ～ 20cm

3 ～ 4 カ所を切開
する。
だいたい 1 ～ 2cm

標準手術は、体への負担が大きく、合併症リスクも高いが、手術はしやすい。いっぽう、低侵襲手術は体への負担が小さく合併症リスクも低いが術者の経験や技量が必要となる

手術を受ける前に

　手術療法を受けるときは、どのような手術を受けるのか、手術によるメリットやデメリットについて、主治医からしっかりと説明を受け、患者さん、家族、医療スタッフでよく話し合って治療法を決めるとよいでしょう。

術後の合併症について

●創部(そうぶ)からの出血は共通する合併症

どの部位の手術をしたのか、どのような方法で手術をしたのかによって合併症は変わります。共通する合併症としては創部（傷口）からの出血、創部の感染などがあります。

●術後、肺血栓塞栓症(けっせんそくせん)の予防のために弾性ストッキングをはく

全身麻酔で手術を受ける場合、出血や感染以外に肺炎、肺血栓塞栓症（術後のベッド上安静により足で血の塊の血栓がつくられて、ベッド上安静が終わり動くようになったときに、その血栓が肺の血管まで流れて、肺の血管が詰まること）、腸閉塞(へいそく)（便や消化液の流れが小腸や大腸で滞ってしまう状態）などの合併症もあります。肺血栓塞栓症を予防するためには、弾性ストッキングをはくなどの対策をとることもあります。

〈肺血栓塞栓症とは〉

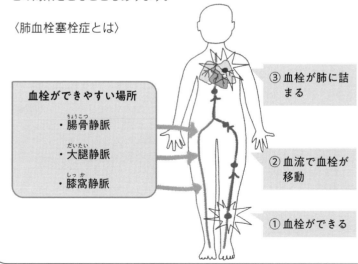

血栓ができやすい場所
- ・腸骨(ちょうこつ)静脈
- ・大腿(だいたい)静脈
- ・膝窩(しっか)静脈

③ 血栓が肺に詰まる

② 血流で血栓が移動

① 血栓ができる

がん薬物療法って何？

がん薬物療法とは、抗がん剤を使った治療のことを言います。

抗がん剤とは

　抗がん剤は、がん細胞を死滅させる、または増殖を抑制する薬の総称です。飲み薬と点滴・注射があり、血管を流れて全身に運ばれます。おもに全身にがんが存在している、もしくは存在している可能性があるときに使用されます。

がん薬物療法の目的

　治療目的は、❶ 根治と❷ 延命・症状緩和に分けられます。❶ には白血病、悪性リンパ腫のように薬だけで根治を目指すものと、手術と組み合わせて再発を予防するものがあります。

抗がん剤の種類

　作用の違いにより分類され、同じ分類同士の薬や違う分類の薬を併用して使うこともあります。

❶ 細胞障害性抗がん薬	DNA合成や細胞分裂といった細胞増殖に必要な過程を妨害して効果を現します。
❷ 分子標的薬	細胞を増殖させる信号や物質を抑えることによって効果を現します。
❸ 免疫チェックポイント阻害薬	がん細胞への免疫応答を高めることで効果を現します。
❹ ホルモン療法薬	ホルモンを抑えることにより、ホルモンによって増殖するがん（乳がん、前立腺がん など）の増殖を抑えます。

抗がん剤の副作用

　抗がん剤の副作用はそれぞれの薬によって違います。現在、副作用を軽減、予防する支持療法が確立されている分野もあります。不安や困ったことがあったら、医療スタッフに相談してみてください。

放射線治療って何？

放射線治療とは、手術療法やがん薬物療法とともにがん治療の三本柱とされる治療のことで、放射線を患部に照射する治療です。

放射線治療はどうやって行うの？

　放射線治療は、放射線を患部に照射することでがん細胞の DNA に少しずつ障害を与えてがん細胞を殺す治療です。１回の照射でのダメージが小さいため何回かに分けて行います。

放射線治療の目的

　放射線治療の目的には、「がんを治すこと」「症状の緩和をはかること」があります。このほかにも、手術の前に照射してがんを小さくして、手術で切除する範囲を小さくするために行うこともあります。

　ほかにも、手術後に照射することで、切除した部分に残存する目に見えないがん細胞が芽を出さないようにする（再発予防）など、さまざまな目的で行われます。咽頭がん、肺がん、食道がん、子宮がんなどは放射線治療の効果が高いため頻繁に行われます。

放射線治療のメリットは

　放射線治療は、手術療法と同様にがん自体を攻撃するような局所的な治療ではありますが、手術療法と違って患者さんの体への負担が少ない点、臓器の形や機能が温存される点が大きなメリットです。そのため、高齢者や既往症などで手術療法が受けられない人も治療対象となります。

　また、外来通院で治療が受けられることも多いです。

放射線治療を受ける前に

放射線治療を受けるときは、主治医から放射線治療のメリット・デメリットについてしっかり説明を受けて、患者さん、患者さんのご家族、医療スタッフとよく話し合って治療を決めるようにしましょう。

体へのダメージはどんなものがあるの？

● 「急性期有害事象」と「晩期有害事象」

放射線治療は、体への負担は少ない治療ではありますが、ダメージがまったくないわけではありません。

放射線治療中から治療終了後３ヵ月ごろに出てくる「急性期有害事象」と、治療後半年から数年、ときには 10 年ほど経過してから出てくる「晩期有害事象」があります。

基本的には照射した部位に下記のような有害事象が見られますが、全身症状として吐き気や嘔吐、だるさなども見られます。

照射した部位	急性期有害事象	晩期有害事象
皮膚	脱毛、水ぶくれ、紅斑（皮膚が赤くなる）、ただれ　など	色素沈着、むくみ、萎縮、潰瘍形成　など
粘膜	充血、むくみ、ただれ　など	腸管狭窄、潰瘍　など
肺	放射性肺炎	放射線肺線維症
脳・脊髄	むくみ、脳圧上昇　など	放射線脊髄症、末梢神経麻痺など
骨	骨髄障害　など	骨折、骨壊死　など
眼	結膜炎　など	白内障、角膜潰瘍　など
泌尿器	膀胱炎　など	膀胱萎縮、直腸出血　など

放射線治療の副作用は、原則として放射線を当てている部分にのみ起こることが多く、治療が終わってしばらくするとよくなります。

アピアランス（外見）ケアとは？

がん治療（手術療法・がん薬物療法・放射線治療など）によって、外見の変化が見られる場合があります。アピアランスケアとは、「医学的・整容的・心理社会的支援を用いて、外見の変化を補完し、外見の変化に起因するがん患者の苦痛を軽減するケア」とされています。これは、ただ、外見をキレイにすることではなく、がん患者の生活の質（Quality of Life）の向上を図るものです。

アピアランスケアって何？

　がん治療によって髪や肌、爪などの外見（アピアランス）に現れる変化を補完し、患者の苦痛を軽減するためのケアのことです。

　令和5年4月に厚生労働省から発表された第4期がん対策推進基本計画の「がんとの共生」分野の中にも、「アピアランスケア」を独立した項目として記載し、「がん診療連携拠点病院＊等を中心としたアピアランスケアに係る相談支援・情報提供体制の構築などを推進」と明記されています。

どんなケアがあるの？

　がん薬物療法などの治療により、「髪が抜ける」「爪に影響が出る」「肌に影響が出る」「眉毛・まつ毛が抜ける」など、副作用症状は多岐にわたります。

　外見に関することは、患者自身に関わる問題で精神的にも影響します。アピアランスケアでは、患者の状態やニーズに合わせたケアを提供することができます。

　＊がん診療連携拠点病院：全国どこでも質の高いがん医療を提供できるよう、指定されている病院。令和5年4月1日現在、全国にあるがん診療連携拠点病院は456箇所ある。

どこに相談したらいいの？

　ほぼ、すべてのがん診療拠点病院において、アピアランスケアに関する相談に院内で対応しています。拠点病院で治療を行っていないときは、ご自宅近くの拠点病院へ電話をして相談をしてみるとよいでしょう！

どんなケアをするの？

●脱毛へのケア
　頭髪の脱毛は、がん薬物療法の副作用としてよくあげられますが、最近ではさまざまな種類のウイッグ（かつら）があります。抗がん剤の種類によっては、頭髪だけでなく、眉毛やまつ毛が抜ける場合もあるので、自然な眉毛を描くケアなどもあります。
　また、治療後には髪の毛が伸びてきますので、ウイッグのサイズも変わっていきます。サイズ調整の方法なども治療前から知っておくとよいでしょう。

ウィッグの前の部分を額にかけるように深く被ってから、えり足までずらすようにつけるとおさまりがよい

① 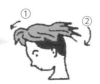 ②

被ったら、とかして整える。前髪などを後から切って整えることもできる

●皮膚障害へのケア
　がん患者に起こりやすい皮膚障害には、爪の変化や炎症、肌の乾燥、色素沈着、ざ瘡様皮疹（にきびに似たぶつぶつが顔や身体に出現）などがあります。その際、どのようなケアを行ったらよいか？　色素沈着が見られる肌にどのようなファンデーションを使用したらよいか？　など、患者個人の皮膚の状況に合わせたケアを一緒に考えていきます。

爪の変形や変色は、オイルやクリームでケア。シンナーを含まないネイルカラーでカバーすることもできる

●ブレストケア
　乳がんの手術後の胸の変形を目立たなくするために、切除部位や切除範囲に応じて下着に入れて使用できるパッドなどがあります。パッドを入れることで、胸の形を整えたり、体のバランスを保つ助けになります。

がんの就労支援とは？

がんになっても、今までと同じように仕事をしながら生活を続けていくことができるように支援する相談窓口などがあります。

がんの就労支援のポイント

- がんになっても生活は続く
- がんの治療費は高額なことが多い（→ p.170）
- がんと診断されてから4人に1人は1カ月以内に仕事を辞めている
- がんと就労支援について相談できる場所がある
- がん治療にともなう副作用や症状（どのような症状がどのくらい続くのか）について、専門家から情報を得て、事前に対策を検討しよう

がんと仕事の両立

がんになっても日常生活は続きます。さらにがん治療にともなう医療費もかかります。

がん罹患で就労継続できないと思った人

がんと就労について、がん患者のうちがん罹患がわかった時点で働いていた人（425人）の、その後の就労状況の調査結果（2019年、東京都）があります。

▌がん罹患後の就労状況

病気にともなう長期休業をしながらも、復職・継続した	32.9%
有給休暇の範囲で休み、仕事を継続した	35.8%
がん罹患がわかった後に仕事を辞めた、もしくは別の会社に再就職した	16.7%

▌がん罹患で就労継続できないと思った理由

がん罹患がわかった後に仕事を辞めた人、別の会社に再就職した人（71人）が就労継続できないと思った理由は次の通りです。

治療・療養に専念する必要があると思ったため	66.2%
体力面等から継続して就労することが困難であると思ったため	46.5%
周囲に迷惑をかけたくない	34.6%

▌がんに罹患したからと、すぐに退職を決意しない

よく患者さんから「会社に迷惑をかけたくないから退職した」と聞いたことがあります。また別の調査（2010年）では、がんに罹患して仕事を退職、異動、転職など働き方を変えた人（300人）の26%の人が、診断から1カ月以内に働き方を変更していたと報告されています。

がんの診断から1カ月以内という時期は、治療方針を決めるため検査などをしている時期です。がんに罹患した不安の中、仕事を整理することなども含めて多忙な時期に冷静な判断をするのは困難であり、即決即断は控えたほうが賢明です。

がん相談支援センター

がん相談支援センター（→ p.143）では、がん患者の就労支援も行っています。

これは国のがん対策、がん対策推進基本計画（第2期）において「働く世代や小児へのがん対策」が重点課題としてあげられたことから、就労

に関する相談に対応することが、がん相談支援センターの役割として加わりました。また、病院内への社会保険労務士の配置や、医師と企業が病状や仕事内容を情報交換するための文章のひな形の作成、短時間勤務などの配慮を企業に促すなどの対策が進められています。

がんと就労支援、それぞれの役割

● 医療機関

医師や看護師のほか、医療ソーシャルワーカー、作業療法士・理学療法士などが、仕事を続けながら療養していくための情報提供や調整を行っています。

● 職場

産業医や産業保健スタッフが、職場における治療継続や、仕事と療養のバランスなどについて相談にのり、医療機関にも情報提供を行っています。中小企業などでは産業医の配置がない企業もあり、課題が残されています。

● 社会保険労務士

労働問題や社会保険を専門とする国家資格保有者であり、人事労務管理のコンサルティングや、年金相談、社会保険手続きの代行など、治療と仕事の両立を就労面から支援しています。

がんと診断されても、まずは医療機関や職場に相談して、治療と就労を両立させる方法を検討していきましょう。

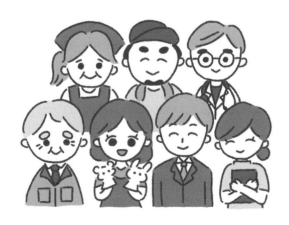

がんの相談はどこでできるの？

がん診療連携拠点病院には、がん相談支援センターがあり、だれでも相談することができます。

がん相談支援センターで相談を

すべてのがん患者及びその家族等の療養生活の質の向上を目指す

がんは日本の死因の第1位であり、2人に1人ががんに罹患し、3人に1人ががんで死亡すると言われています。対策として、国は2006年にがん診療連携拠点病院の整備に関する指針を策定、2007年にはがん対策基本法が施行され、それに基づくがん対策推進基本計画（5年ごとに改定され現在は第4期）が実施されています。

がん対策推進基本計画の分野別目標の1つである「がんとの共生」では、「がんになっても安心して生活し、尊厳をもって生きることのできる地域共生社会を実現することで、すべてのがん患者及びその家族等の療養生活の質の向上を目指す」ことを目標としています。

がん診療連携拠点病院とは？

がん診療連携拠点病院は全国に456箇所指定されています（2023年4月現在）。その役割は、全国どこでも質の高いがん医療を提供することができるよう、専門的ながん医療の提供、がん診療の地域連携協力体制の構築、がん患者・家族に対する相談支援及び情報提供等を行っています。

その相談窓口を「がん相談支援センター」と言います。がん相談支援センターには、国立がん研究センターがん対策情報センターによる研修を受けた専門のがん相談員が配置されています。がん患者やそのご家族だけで

143

なく、その病院に受診していない人でもだれもが無料でさまざまな悩みを相談することができます。

ひとりで悩まずに専門家に相談を

● ピアサポートを利用するのも 1 つの方法

がんになるとさまざまな悩みが出てきます。そんなときは、ひとりで悩まずに専門家に相談するのもよいでしょう。

がん看護の専門家には、がん看護専門看護師やがん看護に関する認定看護師（緩和ケア、がん薬物療法看護、乳がん看護、皮膚排泄ケア、放射線看護など）もいます。

また、がん診療連携拠点病院は、ピアサポートの場も提供しています。ピアサポートとは、同じような悩みや体験をもつ人々のグループの中で、対等な立場で行われる支援のことを言います。

がん相談に多い内容

がん相談支援センターの相談内容（例）
- がんの病態や治療法
- 治療後の生活
- 医療費の問題
- 就労の問題
- 就学の問題
- AYA 世代（Adolescent and Young Adult の略、一般に 15 歳〜 30 歳前後の思春期・若年成人を指す）の問題
- がんによる家族の問題
- がんゲノム医療
- 遺伝性がん
- 稀少がん
- がん治療にともなう生殖機能への影響や、生殖機能の温存
- アピアランスケア（脱毛など、がん治療にともなう外観の変化に関するケア）

身近な人がもしがんになったら

まずは話を聞いてあげることが大切です。当人が求めていないアドバイスなどは控えるようにしましょう。

がんについて調べてみる

　2人に1人ががんになる時代です。周りにもがんを患っている人がいるのではないでしょうか。そのようなとき、どう声をかけたらいいか迷ってしまうこともあると思います。ここでは家族以外の身近な人ががんになったらどうしたらよいのか考えていきます。

情報収集は、信頼できるサイトで

　まず身近な人がかかったがんについて調べます。ひと口にがんといっても、種類によって検査や治療法、病気の経過などさまざまです。Webサイトで調べる方も多いでしょうが、信ぴょう性にかける情報も混在しているのが現状です。広告と明記されているサイトではなく、信頼できる情報かどうか気にしながら確認することが大切です。国立がん研究センターが運営するサイト「がん情報サービス」が役に立ちます。

　正しい情報を知ることは、必要以上に心配したり、不安に駆られたりすることを抑えてくれます。またがんと告げられた当人は、今後の治療はどうするか、病院はどこにするか？　仕事は休めるのか？　など、重要な選択を決定していく必要があります。どうしたらよいか具体的に相談されるかもしれません。そのときにがんについて正しい知識をもっていることが役に立ちます。どの選択肢が当人にとって一番よい選択肢になるか、一緒に考えてくれる身近な人の存在は、当人の支えとなるでしょう。

当人の話を聞く

　当人の求めに応じて、話を聞きましょう。がんになったことについてどのような気持ちでいるのでしょうか。ショックを受けて落ち込んでいるのか、呆然としているのか、信じがたい気持ちでいるのか…。当人が話をしたいのであれば、ぜひ聞き役となってください。このときに注意したいことは、当人が求めていないにも関わらずアドバイスをすることです。まずは、現状をどのように受けとめているのか耳を傾けましょう。

告知されてすぐは当たり前の生活が難しい

　がんと告げられたばかりの人は、相当なショックを受けており、何も感じない無気力の段階から、強い気持ちの落ち込みや不安、怖さなどの感情を体験することがあります。また、普段当たり前のようにしていた生活が難しくなることもあります。たとえば、眠れない、食欲が落ちる、買い物や食事の支度が難しくなる、ごみ捨てや掃除ができないなどです。周りの方は可能な範囲で買い物など日常生活のサポートができると思います。

　いずれにせよ、当人の求めに応じることが大切です。力になりたい一心でよかれと思い行動したことが、余計なことになるかもしれません。いつでも「話を聞いてくれる存在」が必要だと思います。

〈がん患者のストレスへの心の反応〉

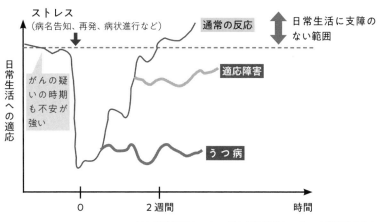

国立がん研究センターがん対策情報センターの資料をもとに作成

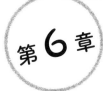

さまざまな病気のトリセツ

脳卒中はどうして起こるの？

脳卒中は、脳の血管が急に破れたり詰まったりして、脳の血液の循環に障害をきたし、さまざまな症状を起こす病気で、血管が破れる「脳出血」と血管が詰まる「脳梗塞（こうそく）」とに大きく分かれます。いずれも「突然」発症します。高血圧、糖尿病、脂質異常症、喫煙、多量飲酒、不整脈（心房細動）を放置すると脳の血管が痛み、脳卒中を発症しやすくなります。

脳卒中とは

　脳卒中の 2/3 は「脳血管が詰まる」脳梗塞です。脳梗塞には、脳の血管が傷んで起こる脳梗塞、心臓にできた血の塊（血栓（けっせん））が流れて脳の血管に詰まる脳梗塞（心原性脳塞栓症（そくせん））があります。心房細動という不整脈は、心臓に血栓をつくり脳梗塞発症の原因となります。

〈脳卒中の病型分類〉

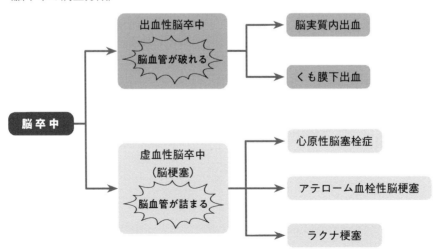

脳卒中を予防するために

原因になる病気や生活習慣（高血圧、糖尿病、脂質異常症、心房細動、喫煙、多量飲酒など）について、きちんと管理をしましょう。

① 健診・人間ドックの結果を確認する！

健診・人間ドックの結果から、高血圧・糖尿病・脂質異常症、不整脈（心房細動）の有無を確認し、不安に思ったら医師や看護師ら医療専門職に相談しましょう。

② 血圧を定期的に測定する！

血圧を自宅で測定（少なくとも朝・夜の2回、安静にしてから測定）し、血圧手帳などの記録用紙に血圧の数値を記録しましょう。記録した血圧の推移は、医師に確認してもらいましょう。

③ 脳梗塞の予防へ、心房細動を早く見つけて管理しましょう！

検診、人間ドックで心房細動を指摘されていないか確認しましょう。心房細動の症状は「ドキドキする」「胸が苦しい」「階段や坂を上るのがきつい」「息が切れやすい」「疲れやすい」です。脈の乱れに気がついたら、医師に相談しましょう。

④ 薬は規則正しく内服しましょう

処方された薬は、医師の指示どおりに内服しましょう。「薬が飲みにくい」「内服を忘れた」「紛失した」など困ったことがあったら、すぐに医師・薬剤師に相談してください。

⑤ 生活習慣の改善を目指しましょう

脳卒中予防の第一歩は生活習慣の改善です。

「脳卒中かもしれない」と感じたら

「脳卒中かも」と感じたらすぐに救急車を呼びましょう。発症後早期の専門的治療によって命を救い、症状を軽くすることが可能です。
「突然」の顔の歪み（Face）、手の力が入らない（Arm）、呂律が回らない・言葉が出ない・他人の言うことが理解できない（Speech）ことに気がついたら、それは脳卒中の可能性があります。「脳卒中かもしれない」と思ったら症状がでた時刻を必ず確認して（Time）、すぐに救急車を呼びましょう→ ACT FAST ＊ 。

＊ ACT FAST：米国脳卒中学会の標語。「急いで行動を！」

生活習慣と循環器疾患（心臓病）って関係あるの？

循環器疾患（心臓病）と生活習慣の関連は古くから多くの研究で明らかになっています。模式化すると下図のようなイメージになります。循環器疾患と密接に関連する生活習慣には、食事、運動、飲酒、喫煙などがあり、高血圧、糖尿病、脂質異常症など危険指標／因子（リスクファクター）が影響しています。さらにリスクファクターが進行、組み合わさることで循環器疾患が起こりやすくなります。

循環器疾患を予防するには

　生活習慣を修正し、リスクファクターの発現を予防することを循環器疾患の０次予防と言います。さらにリスクファクターを治療して、心臓病発症を予防することを１次予防と言います。

〈生活習慣病から循環器疾患発症の流れ〉

生活習慣	危険指標	
食事、身体活動、喫煙、飲酒、ストレスなど	内臓脂肪蓄積肥満、高血圧、脂質異常、糖尿病　など	脳卒中 脳出血、くも膜下出血、脳梗塞　など 心筋梗塞

動脈硬化の進行 →

『循環器病予防ハンドブック第７版』日本循環器病予防学会編　保健同人社、p165 一部改変

健康長寿を目指しましょう

　2016 年に日本脳卒中学会、日本循環器学会などの関連学会は、「第一次脳卒中と循環器病克服 5 カ年計画　ストップ CVD（脳心血管病）健康長寿を達成するために！」というプロジェクトに取り組んでいます。2021 年より、第二次 5 カ年計画が開始されました。

　このプロジェクトが開始された理由として、高齢社会の到来に加え、75 歳以上の後期高齢者では亡くなる原因が脳卒中、心臓病がもっとも多いこと、要介護の原因となる 25％が脳卒中や心臓病であることなどがあげられます。このプロジェクトでは、医療体制の充実や人材育成と並び、国民への予防啓発が重要な柱となっています。

　脳卒中、心臓病予防対策としてステージごとの目標が定められています。

　下のピラミッド図を参考に、自分がどのステージにいるのか、どのような対策をとればよいのかの目安にしてみてください。

〈循環器疾患（心臓病）・脳卒中の予防対策〉

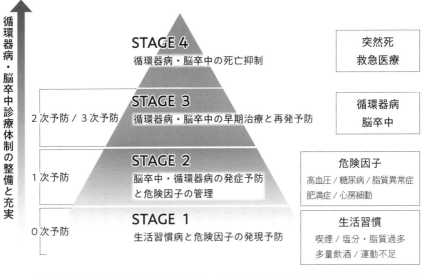

「脳卒中と循環器病克服 5 カ年計画ダイジェスト版　2016」日本脳卒中学会・日本循環器学会の資料をもとに作成

さまざまな病気のトリセツ

循環器疾患（心臓病）の予防

循環器疾患を予防するために、下記のような0次予防から3次予防の目標が示されています。

	目標	対象者	おもな働きかけ
0次予防	循環器疾患の危険因子の発現を抑えるため、生活習慣を適切に管理する	メタボリックシンドローム基準に該当する人	● 生活習慣管理と危険因子発現の予防 ● 適正体重の維持 ● 禁煙 ● 減塩 ● 節酒 ● 運動（身体活動の増加） ● メンタルヘルス
1次予防	心疾患の発症予防と、危険因子を管理する	肥満、糖尿病、高血圧、心房細動、脂質異常症患者	● 適正体重の維持 ● 禁煙 ● 節酒 ● 減塩 ● 運動 ● 有所見者への受診勧奨
2次予防	病態の進行を抑え、重症化予防、再発を予防する	虚血性心疾患、左室肥大、無症候性弁膜症	● 早期診断と早期受診 ● 禁煙 ● 節酒 ● 運動（心臓リハビリテーション） ● 服薬 ● 食事管理 ● 疾患の理解 ● 定期的な受診
3次予防	疾患の適切な管理、再発予防、残存機能の維持、回復、社会復帰	器質的な心臓病、心不全症状がある患者	● 病態に合わせた疾患管理 ● 飲水量管理 ● 症状・体重の自己チェック（セルフモニタリング） ● 禁煙 ● 禁酒 ● 適切な運動（心臓リハビリテーション） ● 服薬 ● 食事管理

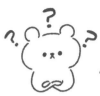

心臓はがんにならないの？

全身に発生する腫瘍(しゅよう)について臓器ごとの発生頻度を調べると、心臓から発生する頻度は 0.1％以下と非常にまれではあるものの、心臓からも腫瘍が発生します。心臓にできる腫瘍のうち悪性腫瘍（がん）は約 30％程度で、残りの約 70％は良性腫瘍と言われています。

心臓のがんとは

良性腫瘍

　心臓では、粘液腫という腫瘍が最も多く良性腫瘍の 50％程度で、心臓腫瘍全体の 30～40％を占める割合となります。

　粘液腫とよばれる良性の腫瘍は、腫瘍そのものが心臓に悪さをすることはありませんが、生じた場所によって血液の流れを邪魔したり、腫瘍のかけらが血流にのって大きな血管を詰まらせてしまうことがあります。脳の血管が詰まれば、脳梗塞(こうそく)が生じることもあります。そのため、たとえ良性の腫瘍であっても手術によって摘出することになります。

悪性腫瘍（がん）

　がんには、心臓にできた原発性のものと、ほかの臓器にできたがんから転移した転移性のものがあります。心臓に転移したがんは、予後が不良とも言われています。

　がんの治療は、手術、放射線治療、抗がん剤によるがん薬物療法を組み合わせて行います。

さまざまな病気のトリセツ

心筋毒性を有する抗がん剤もある

●抗がん剤の一部には心臓に悪影響を与えるものも

社会の高齢化にともないがん患者は経年的に増加傾向ですが、がんの早期発見および治療法の進歩により、がん患者の予後は改善しています。

いっぽう、抗がん剤による心毒性（薬物が有する心臓に悪影響を与える可能性のある性質）や、がん患者における心血管系疾患に関する報告が見られるようになってきました。

●心毒性を起こしやすい抗がん剤

心毒性を起こしやすい抗がん剤としては、たとえば、アンスラサイクリン系抗がん剤（ドキソルビシン、エピルビシンなど）があります。アンスラサイクリン系抗がん剤は悪性リンパ腫、白血病、乳がんなどで使用されます。

●心筋症と心不全

アンスラサイクリンによる心毒性には２つあり、１つは、投与初期に出現する心毒性で、心膜・心筋炎、心電図異常などがあります。

もう１つは心筋症であり、これは総投与量と関連があり、不可逆的（使用を中止しても治らない）な副作用です。

心不全の合併のために、やむなくがん治療を中止する場合もあります。心不全などの副作用は、薬物投与初期よりも投与中、または投与終了後に発症することが多いです。治療終了後も動悸、息切れなどの症状がある場合は、かかりつけ医や専門医に相談するようにしましょう。

抗がん剤の進歩にはめざましいものがありますが、反面、循環器疾患への悪影響に関する報告も増えています。症状としては、呼吸困難、咳、息切れ、動悸、下肢浮腫などが見られます。不安な症状がある場合は、すぐに医師や看護師に相談しましょう。

認知症はどうして起こるの？

認知症とは、脳の病気により脳の機能（認知機能）が低下し、日常生活や社会生活に支障をきたしてしまう状態を言います。認知症は、さまざまな病気が原因で起こりますが、近年では認知症の研究が進み、病気以外にも認知症の発症や進行の原因となる12個の要素が報告されました。

代表的な認知症の原因と特徴

　認知症を起こす病気は多岐にわたりますが、患者数の多い代表的な認知症4つについて原因や特徴を見ていきましょう。

〈認知症の種類と初期症状〉

認知症の種類	原　因	初期に起こりやすい症状
アルツハイマー型認知症	● アミロイドβタンパクが脳内に異常に蓄積することで神経細胞が徐々に死滅し、脳全体が萎縮する ● 記憶を一時保管する「海馬」から萎縮が始まる	● 意欲がなくなる ● 少し前のことを覚えていられない ● 日付や時間がわからなくなる、探し物が増える
レビー小体型認知症	● 大脳皮質にレビー小体という物質が出現する	● いないはずの小動物や人が見える ● 睡眠中に夢を見ながらしゃべったり動いたりする ● 手の震え、歩きにくさ
血管性認知症	● 脳梗塞や脳出血によって脳細胞が破壊され、脳の一部の働きがなくなる	● できるときとできないときがある「まだら認知症」 ● やる気がでない、感情が不安定、頑固になる
前頭側頭型認知症	● 人格や社会性をつかさどる「前頭葉」と言葉の理解に関する「側頭葉」が萎縮	● 本能のおもむくままに我が道を行く行動をする ● 深刻なニュースを見ても心ない意見を言う

認知症の発症や進行の原因となる 12 要素

　「認知症になったらもう終わりだ」と思ってしまいがちですが、最近は認知症の発症を遅らせたり、認知症になっても社会で活躍できるための取り組みがなされています。

　近年の研究で報告された、認知症の発症や進行の原因となる 12 個の要素には次のようなものがあげられています。

　環境的なこともありますが、ほとんどが生活習慣に関わるものです。健康診断で高血圧や肥満を指摘されても何も症状がないからと放置したりしていませんか？　じつは認知症にも大きく関わってくるのです。

〈認知症の発症や原因となる 12 個の要素〉

45 歳未満

① 教育不足

若いころの教育年数が長いほど加齢による脳萎縮が起こりにくい可能性が示唆されているが、読書をするなどの知的活動が多い人は、教育年数が短くても老年期の認知機能が高い傾向が見られる。

45 〜 65 歳

② 難聴
③ 頭部外傷
④ 高血圧
⑤ 過度の飲酒
⑥ 肥満

66 歳以上

⑦ 喫煙
⑧ うつ病
⑨ 社会的孤立
⑩ 運動不足
⑪ 大気汚染
⑫ 糖尿病

https://www.tealancet.com/journals/lancet/article/PIIS0140-6736(20)30367-6/fulltext
をもとに作成

これら 12 の危険因子を改善することで理論上は認知症のおよそ 40％が予防可能とされています。

認知症は予防できるの？

残念ながら現時点では認知症を完全に食い止める方法はありません。しかし予防はできると考えられています。認知症の予防とは、発症を遅くしたり、進行をゆるやかにすることを意味しています。WHOは認知症予防のためにライフスタイルの改善を推奨しています

認知症予防に効果があること

生活習慣病も影響する認知症の予防として、いくつか効果的なこともあります。日常生活の中に取り入れてみましょう。

運動

適度な運動は脳神経の機能を改善し、認知症予防に役立ちます。特別な運動でなくても家事や仕事、徒歩や自転車での移動など日常的に身体を動かすことでも効果があります。

運動する場合は筋力トレーニングよりもウォーキングなどの有酸素運動のほうが認知症予防に効果が高いと考えられています。少しきついけど隣の人と会話ができるペースの運動を1回30分程度、週3〜5回継続するのがおすすめです。

禁煙

タバコは認知症のリスクを高めるだけでなく、がんや生活習慣病も引き起こします。健康のためにも禁煙をおすすめします。長年喫煙習慣があり

さまざまな病気のトリセツ

「今さら」という人もいるかもしれませんが、年をとってから禁煙することも認知症予防に効果があります。

栄　養

認知症予防に、これさえ食べていればよいという食べ物はありません。健康的でバランスの取れた食事が大切です。

たとえばイタリア料理などの「地中海食」が認知症予防によいと注目されています（下図）。

日本とは食文化が違うので完全に取り入れるのは難しいですが、野菜や魚を多く使用することは日本食でも参考になります。主食（米）に偏らず、主菜・副菜をバランスよく摂取することを心がけましょう。

〈地中海食とは〉

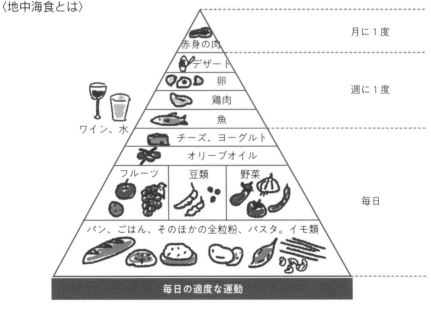

月に1度
週に1度
毎日

赤身の肉
デザート
卵
鶏肉
魚
チーズ、ヨーグルト
オリーブオイル
フルーツ　豆類　野菜
パン、ごはん、そのほかの全粒粉、パスタ。イモ類

ワイン、水

毎日の適度な運動

● 果物や野菜を豊富に使用する。

● 乳製品や肉よりも魚を多く使う。

● オリーブオイル、ナッツ、豆類、全粒粉など未精製の穀物をよく使う。

● 食事と一緒に適量の赤ワインを飲む。

飲　酒

　お酒を大量に飲むと脳が萎縮します。アルコール依存症や大量飲酒をする人は認知症になりやすいことがわかっています。

　いっぽうで少量～中等量の飲酒（週に 350ml の缶ビール１～６本程度）は認知症予防になる可能性があるといった研究結果も出ています。

　ただし、飲酒習慣のない人がお酒を飲むことは、認知症予防になるわけではありません。適量の飲酒でも毎日飲み続けていると認知症以外の病気の原因になります。お酒は控えめに楽しみましょう。

生活習慣病（高血圧、脂質異常症、肥満、糖尿病）

　生活習慣病は血管性認知症やアルツハイマー型認知症の発症に影響していることがわかっています。特に中年期の生活習慣病は大きく関与しています。生活習慣病の診断を受けた場合は放置せずに、早めに食事療法や運動療法、薬による治療に取り組みましょう。

社会参加

　人とのつながりが少なくなると認知症発症のリスクが高くなります。

　私たちは日々の生活や仕事など、人と接することで脳を使っています。また外に出ることはストレス発散や、生活習慣病の予防にもつながります。

　家族や友人との交流はもちろんですが、趣味や地域の活動など人や社会と関わりが多い人ほど認知症になりにくいようです。

難聴（聞こえにくさ）

　加齢とともに耳が聞こえにくくなるのはよく知られています。難聴でコミュニケーションが取りづらくなると、会話の機会が減り、人とのつながりも減ってしまいます。定期的な聴力検査を受け、普段から大音量で音楽を聴かないなど、耳の健康を守ることも大切です。聞こえにくさを感じたら早めに耳鼻科を受診しましょう。

認知症になったら

「認知症かもしれない」と思っても「そんなはずはない」「まだ大丈夫」と対応を先延ばしにしがちです。早期の対応は進行を遅らせるためにも有効です。専門職に相談しましょう。

家族が認知症に気がつくきっかけ

やはり最初に異変に気づくのは、一緒に生活している家族です。たとえば次のようなことで「認知症かも？」と気づくきっかけになります。

- 何度も同じことを尋ねる
- 以前あった興味関心が低下する
- 物の名前が出てこない
- 物をしまい忘れる

相談できる専門職

かかりつけ医

最近では、診療科名に関わらず認知症の対応をしてくれる医師が増えています。認知症専門の医療機関への紹介も相談できます。まずは、かかりつけ医に相談してみましょう。

認知症専門医

かかりつけ医がいない場合や専門医に相談したいときは、「もの忘れ外

来」などの名称で認知症を専門に診てくれる医療機関も増えています。精神科、脳神経内科、老年内科には認知症専門医がいることが多いです。

地域包括支援センター

　介護や福祉の総合的な支援を行う窓口です。担当地域に住む65歳以上の方、またはその支援に関わっている方が利用できます。保健師・社会福祉士・主任ケアマネジャーが無料で相談を受け付けています。お住まいの自治体で確認してみましょう。

認知症の薬

　2023年7月現在、日本で保険適応があり使用可能な認知症の薬は4種類あります。いずれも認知症を完治させるのではなく、脳の神経伝達を調整して認知症症状の進行を遅らせるものです。「薬を飲み始めたのでもう大丈夫」ではなく、同時にライフスタイルの改善は必要です。

一般名	商品名（先発品）	適応・特徴
ドネペジル	アリセプト	アルツハイマー型軽度〜高度
		レビー小体型認知症にも使える
ガランタミン	レミニール	アルツハイマー型軽度〜中程度
リバスチグミン	イクセロン、リバスタッチ	アルツハイマー型軽度〜中程度
		唯一の貼り薬（リバスタッチ）
メマンチン	メマリー	アルツハイマー型中程度〜高度

　アルツハイマー型認知症の新しい治療薬「レカネマブ」が2023年7月にアメリカで承認されました。これまでの認知症薬とは作用のしくみが根本的に異なり、症状の進行を抑えることが期待されています。日本でも2023年9月に厚生労働省より使用が承認されました。

介護保険

　介護保険は介護が必要になった人の生活を支援するために、社会全体で介護を支えていく制度です。

　認知症が進行すると、ほとんどの場合で介護が必要になります。介護保険のサービスを利用することで、介護費用や家族の負担を減らすことができきます。

いつから使えるの？

　次の条件を満たした人が介護保険のサービスが受けられます。

① 65 歳以上で要介護認定または要支援認定を受けた方

② 40 歳以上 65 歳未満で、加齢にともなう病気（特定疾病*）が原因で要介護（要支援）認定を受けた方

＊特定疾病には初老期における認知症（若年性認知症）も含まれます。

介護サービスの利用のしかた

① 申請する

　市区町村の介護保険担当窓口で申請します。

　地域包括支援センターなどで手続きを代行している場合がありますので、自治体などで確認してください。

② 認定調査・主治医意見書

　市区町村等の調査員が自宅を訪問し、心身の状況について本人や家族に聞き取り調査をします。

　主治医（かかりつけ医）に、心身の状況について意見書を作成してもらいます。

③ 審査・判定

　認定調査の結果と主治医の意見書をもとに、介護認定審査会で審査し、要介護度の判定をします。区分は、要介護1〜5、要支援1・2、非該当となります。

④ ケアプランを作成

　要介護の認定をされると、ケアマネジャーがケアプランを作成します。（要支援1・2の方は、地域包括支援センター職員が作成します）。

⑤ サービス利用開始

　介護事業者に支払う費用（自己負担分）は1〜3割で、所得により負担割合が異なります。介護度によって利用できるサービスの量（支給限度額）が定められており、限度額を超えてサービスを利用した場合は、超えたぶんは全額自己負担になります。

利用できる介護サービスの例

利用できる介護サービスには、次のようなものがあります。

- ●ヘルパーが家に来て、入浴や着替えを手伝ってくれる。
- ●ヘルパーが生活に必要な物を買いに行ってくれる。
- ●看護師が家に来て、薬や健康に関する管理をしてくれる。
- ●昼間にデイサービスに通って、食事や入浴、レクリエーションをする。
- ●自宅での生活が困難になったときは施設で介護を受ける。

ほかにもさまざまな介護サービスがありますので、賢く利用してください。

これらのサービスを活用することで、認知症になっても住み慣れた家での生活を続けたり、家族の負担を減らすことができます。

《 病院に上手にかかるには 》

急に体調を崩して病院に行こうと思っても、さて
どこに行ったらいいのか困ったことはありません
か？　かかりつけ医をもっている人は、かかりつ
け医を受診するのがよいでしょう。それまでの病
気の経過やお薬を把握していますので安心して相
談できます。

受診したい医療機関を探す

▌自分の体調について、医師に伝えられるようメモしておく

かかりつけ医をもっていない人はどうすればよいでしょうか。

まず体調や症状の経過を正確に医療機関に伝えられるようにします。

いつごろからどのような症状が出てきたか。熱は、痛みは、食欲は、そ
の症状は今も続いているか、治まったか、など具体的に伝えられるように
しましょう。医師が正しく病気を診断するためには、病気の経過を知るこ
とから始まります。自分の不調は自分にしかわかりません。メモに残して
おくのもよいと思います。

▌どの診療科を受診すればよいか検討する

次に何科を受診すればよいのか検討しましょう。体全体の症状（発熱、
体のだるさなど）の場合は内科でよいでしょう。喉が痛いなら耳鼻科、尿
に血液が交じるなら泌尿器科、皮膚にブツブツなどが出たなら皮膚科など、
特定の症状であれば専門の診療科を掲げている診療所への受診をおすすめ
します。

▌医療機関が見つかったら予約や受診手続きを確認する

受診したい医療機関が見つかったら、予約や受診の手続きをホームペー
ジや電話などで確認します。予約なしでかかれる診療所やクリニックなど
の医療機関もあれば、予約や紹介状がないと受診できない、もしくはかな

り待たされたり、特別料金がかかる大病院などがあります。

　まずは行きやすく、体調に見合った診療科のあるクリニックを受診しましょう。診療所で診察を受け、大病院の受診が必要と判断されれば、大病院への紹介状を書いてもらえます。あわせて受診時に必要なもの（健康保険証、過去の検査結果、お薬手帳など）を確認し、持参しましょう。

▮受診するときは、症状を正しく具体的に医師に伝える

　受診時には症状の経過を正しく具体的に伝えましょう。結果によっては追加の検査や治療が必要になるかもしれません。検査の予約や食事制限、薬の服用方法、生活や仕事などで注意することなどを確認しましょう。不明点や疑問点があれば、医師や看護師に遠慮なく質問しましょう。

ほかの病院を紹介されたら

　診察結果によっては、大病院に紹介されることがあります。その場合、予約の取り方を診療所やホームページ等で確認し受診予約を取ります。

　受診日には紹介状と前述した受診時に必要なものを持参します。不明なことや聞きたいことをリストにしておくと医師に聞き忘れることがないでしょう。

▮セカンドオピニオンも活用する

　診察結果に納得がいかない場合や、ほかの医師の話を聞いてみたい場合は、セカンドオピニオンを受けることができます。セカンドオピニオンとは、診断や治療選択などについて、現在診療を受けている担当医とは別に、違う医療機関の医師に求める「第２の意見」のことを言います。

　セカンドオピニオンを受けたからといって、病院を変えることではありませんし、現在の担当医に失礼にあたるということはありません。

　今は患者が病院を選ぶ時代です。セカンドオピニオンは自費診療にあたりますので料金は高額になりますが、納得して治療を受けるために、セカンドオピニオンを受けるのも１つの方法です。

≪ 薬剤師の役割 ≫

薬剤師は病院、調剤薬局、ドラッグストア、学校などさまざまな場所で働いていますが、働く場所で少しずつ役割が違います。

薬剤師の使命！

　薬剤師というと、処方箋の薬を準備する職業というイメージが強いのではないでしょうか？（薬剤師の立場からすると不本意なのですが……）

　薬剤師の使命は患者さんひとりひとりに投与されている薬が適正かつ安全に使用され、最大限の効果を発揮されるよう支援、評価することです。

　具体的な例をあげると、医師が処方した薬ののみ合わせや、患者さんがのみやすい剤型であるかを調べ、さらに肝臓・腎臓の機能などに応じて、個々の患者さんに適した量であるかを評価します。また、副作用対策が必要なら医師に提案します。その後、薬の服用状況や副作用の発現状況を評価し、医師にその情報を伝え、次回の処方に反映してもらいます。

　これら一連の仕事は、ひとりの薬剤師で行うことが難しいので、病院薬剤師と薬局薬剤師が連携をしています。これを「薬薬連携」と言います。お薬手帳などで、薬剤師間で患者さんの情報を共有し、病院薬剤師は先ほどの前半部の処方設計に関与し、薬局薬剤師は患者さんのフォローアップを行っています。

かかりつけ薬剤師、専門薬剤師とは

　「かかりつけ薬剤師」とは、薬による治療や、健康や介護に関することなどの豊富な知識をもち、患者さんのニーズに沿った相談に応じることができる薬剤師です。2016年4月に誕生し、国が定める一定の基準を満たすと認定されます。

　仕事内容は、患者さんに処方された薬をまとめて把握し、服薬支援を行います。具体的には、複数の医療機関で処方されている薬や市販薬、普段

から摂っている健康食品やサプリメントの情報などを収集して整理します。そのうえで、似た成分の薬が重複していないか、のみ合わせの悪い薬がないか確認し、必要に応じて医師にも連絡、相談したうえで患者さんに必要な薬になるよう調整をします。薬の管理に不安がある場合には、薬の管理のしかたを指導し、一緒に確認や整理も行います。

さらに、日常の健康や介護に関する悩みなどにも薬剤師の立場から相談に応じています。相談は薬局だけでなく、自宅に訪問することもあります。

また、夜間や休日などの薬局の営業時間外にも相談に応じています。かかりつけ薬剤師は患者さんからの指名制になっており、患者さん１人に対して１人のかかりつけ薬剤師を指名することができます。

専門・認定薬剤師とは

専門・認定薬剤師とは、特定の専門分野において、高度な知識と技術を有する薬剤師で、専門分野は多岐にわたります。より専門性が高い知識や技能が認められ、指導者や研究者としての活動も可能で、最新の専門情報を提供する薬のエキスパートとして活躍の場を広げています。分野によって違いますが、実際に患者さんと関わった際のレポート、学会・論文発表等の条件を満たすと認定され、資格取得後も常に実績を積み重ね、更新していく必要があります。がん、感染症、精神疾患、妊婦・授乳婦、栄養、災害医療など、さまざまな分野があり、2019 年の時点で 48 団体、79 種類にも及びます。皆さんも「かかりつけ薬剤師」「専門・認定薬剤師」に声をかけて、安心・安全な薬物療法を享受してください！

┤ セルフメディケーションとは ├

セルフメディケーションとは、「自分自身の健康に責任をもち、軽度な体の不調は自分で手当てすること」と世界保健機関（WHO）は定義しています。具体的には、風邪をひいたときに風邪薬を飲む、筋肉痛に痛み止めの湿布を貼るなど、OTC 医薬品（市販薬）を上手に利用し、自分で手当てをするということです。その際には、薬の知識や情報をたくさんもっている薬剤師は強い味方になってくるでしょう。気になることなど気軽に相談してみてください。

いざというとき役立つ情報

《健康診断・人間ドック・特定健診》

病気の早期発見、早期治療のために健康診断を受けることは大切です。

健康診断とは？

企業や組織では、従業員の心身の健康を守る義務があります。労働安全衛生法では「企業や組織はそこで働く従業員に健康診断を実施しなくてはならない」と定められています。

対象者	正社員、契約期間が 1 年以上の労働者など労働時間を満たす労働者には健康診断を行うことが必要です。
内容	一般健康診断と特殊健康診断があり、項目として既往歴、自覚症状の有無、身長・体重・腹囲・視力・聴力・血圧・血液検査・尿検査・心電図などがありますが、業務ごとに検査項目が異なります。
費用	企業や組織が負担します。ただし、従業員の希望によりオプション健診を行う場合には、差額については従業員が支払うこととなります。

▮専業主婦の場合

夫の会社の「主婦（家族）健診」がある場合、費用は会社負担になりますので、確認してみましょう。夫の会社にそのような制度がない場合は、居住地の健診を利用しましょう。費用は無料〜少ない負担額になっていますので、居住地の情報を確認してください。

人間ドックとは？

人間ドックの目的は、病気の早期発見や早期治療にあります。精密な検査をすることで、「自覚症状のない病気」や「将来引き起こす可能性のある病気のリスク」を確認できるのです。

内容	身体計測、眼底検査、血液検査、血圧検査、心電図検査、胸部レントゲン検査、バリウム検査、便潜血検査、施設によっては胸部ＣＴ検査、胃部内視鏡検査、大腸内視鏡検査、腹部エコーなどもあります。その場合、費用が変わることがあります。
費用	保険適用外となるため、健診にかかる費用は全額自己負担
	日帰りコース　３～７万円
	１泊２日コース　４～10万円前後
	＊脳ドックを組み合わせた場合　＋２～８万円
	＊レディースドックを組み合わせた場合　＋１～４万円

　人間ドックは、費用補助もしくは助成を受けられる場合があるため、自分が所属している健康保険の種類を確認してみてください。扶養家族（配偶者など）も補助の対象になる場合があります。

特定健診・特定保健指導とは？

　１年に１度、特定健診を受診し生活習慣の改善が必要な人は、保健指導を受けるようにしましょう。

特定健診	生活習慣病の予防のため、40～74歳の方を対象としたメタボリックシンドロームに着目した健診
内容	勤務先で行われる健診にメタボリックシンドロームに焦点を当てた検査項目を追加して行います。それ以外の方は、別途加入している医療保険から受診券や受診案内がとどきます。
費用	企業や組織が負担 15000円前後　＊内容によって変化します。

健康寿命

　健康上の問題で日常生活が制限されることなく生活できる期間のことを「健康寿命」と呼び、WHO（世界保健機関）でも新たな指標として導入されています。「健康寿命」を伸ばすために、しっかりとご自身の体の状態を健診を通して把握し、生活習慣を見直してみましょう！！

いざというとき役立つ情報

≪ さまざまな社会資源 ≫

> 病気になっても生活は続きます。特にがんは治療費も高く、治療中は収入が減少するなどの問題も生じます。がん患者の場合は、約6割は経済的な困りごとがあると言われています。

▌治療を始める前に、経済的支援制度について調べておく

　がんの治療にかかるおもな費用を下の表に示していますが、それ以外にも家族のライフイベントにかかる費用もあります。治療が始まる前に、通院や治療、治療後の療養に必要なお金や利用できる経済的支援制度などについて調べておくことで、お金に関する心配を軽くすることができます。

　まずは「がん相談支援センター」などの各医療機関の相談窓口、ソーシャルワーカー、各自治体の相談窓口に尋ねてみましょう。企業に勤めている場合には、社会保険労務士などの社会保険制度の専門家も相談先のひとつです。また、高額療養費制度の案内等は病院の会計窓口でも情報提供があります。

　しかしどれも申請が必要です。自分がどの制度を利用することができるのかを知っておくことは安心材料にもなります。また民間のがん保険などに加入しておくのもよいでしょう。

〈がんの治療にかかるおもな費用〉

公的医療保険等の対象となる費用	それ以外にかかる費用
●診察費 ●検査費 ●入院費 ●手術・放射線治療、がん薬物療法などの費用 ●介護サービス費など	●通院・入院時の交通費 ●公的医療保険の対象外の治療（開発中の試験的な治療法や薬、医療機器を使った治療など）の費用 ●差額ベッド代、文書料（診断書など）、食費、日用品、医療用ウィッグ、家族の交通費・宿泊費、お見舞いのお返しなど ●生活費

「国立がん研究センターがん情報サービス」の資料をもとに作成

高額療養費制度

　保険診療における医療費が高額になった場合に、一定の基準によって定められた自己負担限度額までに負担を抑える制度です。上限額は年齢や所得に応じて定められており、いくつかの条件を満たすことで、負担をさらに軽減するしくみもあります。

　支給申請書の提出先は、患者が加入している公的医療保険（健康保険組合、協会けんぽ、後期高齢者医療制度、共済組合など）になります。

〈治療する際に利用できる制度と相談窓口〉

医療費の負担を軽くする公的制度		
相談内容	利用できる制度	相談窓口
医療費の払い戻しを受けたい	高額療養費制度	加入している公的医療保険（健康保険組合・協会けんぽ・国民健康保険・後期高齢者医療制度）の窓口
税金の還付を受けたい	医療費控除	住所地管轄の税務署

介護保険制度		
相談内容	利用できる制度	相談窓口
介護が必要となる可能性がある	介護保険制度（訪問介護、訪問看護、通所介護、福祉用具レンタルなど）	市区町村の介護保険担当窓口、地域包括支援センター、居宅介護支援事業所、医療機関の相談窓口（退院支援担当等）など

生活を支える制度（生活費などの助成や給付など）		
相談内容	利用できる制度	相談窓口
休職を検討したい	傷病手当金	勤務先の担当者、協会けんぽ、健康保険組合など
	雇用保険基本手当の受給期間延長制度	ハローワーク

ふろく

いざというとき役立つ情報

生活や仕事などが制限される可能性がある	障害年金・障害手当金（一時金）	年金事務所、年金相談センター、市区町村の国民年金担当窓口
がんの治療で障害（例：人工肛門など）が残る可能性がある	身体障害者手帳	市区町村の障害福祉担当窓口
生活が苦しい、生活にかかる経済的支援を受けたい	生活福祉資金貸付制度	市区町村の社会福祉協議会
	生活保護制度	住所地管轄の福祉事務所
民間保険		

「国立がん研究センターがん情報サービス」より一部抜粋

傷病手当金

　会社員や公務員などの公的医療保険の被保険者が、病気やけがで仕事を休み、給料が支給されないときや減額された場合に、生活を保障するために支給される手当金です。

障害年金

　病気やけがによる障害によって、日常生活や仕事が制限される場合に受け取れる年金です。現役世代の方も含まれます。

医療費控除

　自身や生計を同一にする家族が、その年の1月1日から12月31日までに支払った医療費が一定額を超えた場合、確定申告をすることによって、所得控除を受けることができます。

［参考文献一覧］

* 医療情報科学研究所 編,『病気が見える vol.12眼科 第1版』, メディックメディア
* 阿部恭子他編,『乳がん患者ケアパーフェクトブック』, 学研メディカル秀潤社
* 一般社団法人日本頭痛学会, 国際頭痛分類第3版（ICHD-3）日本語版, https://www.jhsnet.net/kokusai_new_2019.html
* 一般社団法人日本感染症学会, COVID-19 ワクチンに関する提言（第4版）, https://www.kansensho.or.jp/uploads/files/guidelines/2112_covid-19_4.pdf
* 一般社団法人日本乳業協会, 牛乳　乳と乳製品のQ&A, 牛乳を飲むとおなかの調子が悪くなるのはなぜですか?, 2023-07-23, https://nyukyou.jp/dairyqa/foods/milk/
* 一般向け『高血圧治療ガイドライン』解説冊子「高血圧の話」電子版
* 伊藤絵美,『セルフケアの道具箱』, 晶文社
* 苟原稔、渡邊浩子編,『ナーシンググラフィカ EX 疾患と看護 女性生殖器』, 株式会社メディカ出版
* 医療情報科学研究所,『公衆衛生がみえる 第1版』, メディックメディア
* 医療情報科学研究所,『公衆衛生がみえる 2022-2023』第5版, メディックメディア
* 医療情報科学研究所編,『病気がみえる vol.5血液 第2版』, メディックメディア
* 医療情報科学研究所編,『病気がみえる vol.1 消化器 第4版』, メディックメディア
* 医療情報科学研究所編,『病気がみえる vol.7脳・神経 第1版』, メディックメディア
* 内山真編,『睡眠障害の対応と治療ガイドライン 第3版』, じほう
* 大野裕,『マンガでわかる認知行動療法』, 池田書店
* 尾崎紀夫：標準精神医学第7版』, 医学書院
* 小田正枝他編,『症状別観察ポイントとケア チャートでわかる!』, 照林社
* 金森雅大編,『認知症 plus 予防教育 運動・食事・社会参加など最新知見からの提案』, 日本看護協会出版
* 上島国利、村松公美子 監修 (2008), こころとからだの質問票 (PRIME-MDTM PHQ-9 日本語版訳), 日本ファイザー社
* がん情報サービス (ganjoho.jp), がんの統計2022
* がん情報サービス (ganjoho.jp), 診断から復職まで, https://ganjoho.jp/public/institution/qa/all/qa01.html
* がん情報サービス (ganjoho.jp), セカンドオピニオン, https://ganjoho.jp/public/dia_tre/dia_tre_diagnosis/second_opinion.html
* がん情報サービス (ganjoho.jp), 前立腺がん, https://ganjoho.jp/public/cancer/prostate/index.html
* がん情報サービス (ganjoho.jp), 身近な人ががんになったとき, https://ganjoho.jp/public/support/family/familiar.html
* 環境省 (env.go.jp), 花粉症環境保健マニュアル2022, 2022年3月改訂版
* 環境省 (env.go.jp), 熱中症予防情報サイト
* くすりと健康の情報局 (daiichisankyo-hc.co.jp), セルフメディケーションとは, https://www.daiichisankyo-hc.co.jp/health/knowledge/self_taxsystem/self
* くすりと健康の情報局 (daiichisankyo-hc.co.jp), 喘息（ぜんそく）の症状・原因
* 久世浩司 監修,『レジリエンスでこころが折れない自分になる』, 日本能率協会マネジメントセンター
* 熊本大学病院外来化学療法センター, 抗がん剤治療の主な副作用と対応Q&A 抗がん剤治療の副作用とその対策 臓器障害
* 健康長寿ネット (tyojyu.or.jp), 正しい飲酒の基礎知識, https://www.tyojyu.or.jp/net/kenkou-tyoju/rouka-yobou/alcohol.html
* 公益社団法人 日本眼科医会, https://www.gankaikai.or.jp
* 公益社団法人 日本産婦人科学会, https://www.jsog.or.jp/
* 公益社団法人 日本整形外科学会, https://www.joa.or.jp/public/sick/condition/bone_fracture.html
* 厚生労働省 (mhlw.go.jp), アピアランスケアによる生活の質の向上にむけた取組, https://www.mhlw.go.jp/content/10901000/000559470.pdf
* 厚生労働省 (mhlw.go.jp), アルコール, https://www.mhlw.go.jp/www1/topics/kenko21_11/b5.html
* 厚生労働省 (mhlw.go.jp), がん検診, https://www.mhlw.go.jp/stf/seisakunitsuite/bunya/0000059490.html
* 厚生労働省 (mhlw.go.jp), 休養・こころの健康, https://www.mhlw.go.jp/www1/topics/kenko21_11/b3.html
* 厚生労働省 (mhlw.go.jp), 健康づくりのための睡眠指針 2014, https://www.mhlw.go.jp/file/06-Seisakujouhou-10900000-Kenkoukyoku/0000047221.pdf
* 厚生労働省 (mhlw.go.jp), 食中毒, https://www.mhlw.go.jp/stf/seisakunitsuite/bunya/kenkou_iryou/shokuhin/syokuchu/index.html
* 厚生労働省 (mhlw.go.jp), 食中毒統計資料, https://www.mhlw.go.jp/stf/seisakunitsuite/bunya/kenkou_iryou/shokuhin/syokuchu/04.html
* 厚生労働省 (mhlw.go.jp), 職場における労働衛生対策, https://www.mhlw.go.jp/stf/seisakunitsuite/bunya/koyou_roudou/roudoukijun/anzen/anzeneisei02.html
* 厚生労働省 (mhlw.go.jp), 特定健診・特定保健指導について, https://www.mhlw.go.jp/stf/seisakunitsuite/bunya/0000161103.html
* 厚生労働省 (mhlw.go.jp), 熱中症が疑われる人を見かけたら, https://www.mhlw.go.jp/seisakunitsuite/bunya/kenkou_iryou/kenkou/nettyuu/nettyuu_taisaku/happen.html
* 国立がん研究センター (ncc.go.jp),「がん患者に対するアピアランスケアの手引き」, https://www.ncc.go.jp/jp/information/pr_release/2016/0727/index.html
* 国立がん研究センター (ncc.go.jp), 希少がんセンター 心臓の肉腫, https://www.ncc.go.jp/jp/ncch/division/rcc/about/heart/index.html
* 国立がん研究センター (ncc.go.jp), がん患者さん向けアピアランス（外見）ケアリーフレットに「ウィッグを買いたいと思ったら」を新たに追加
* 国立がん研究センターがん情報サービス (ganjoho.jp), がんとお金, ganjoho.jp/public/institution/backup/index.html
* 小松浩子他,『系統看護学講座 別巻 がん看護学 第3版』, 医学書院
* 済生会 (saiseikai.or.jp), せき喘息, https://www.saiseikai.or.jp/medical/disease/cough_variant_asthma/
* 堺章著,『新訂 目で見る体のメカニズム』, 医学書院
* 坂田三允 監修,『新ナーシングレクチャー 精神疾患・高齢者の精神障害の理解と看護』第4版, 中央法規

＊桜井なおみ、『あのひとががんになったら「通院治療」時代のつながり方』、中央公論新社
＊佐藤純、あさば、『まんがでわかる天気痛の治し方 気圧による不調をズバッと解決！』、イースト・プレス
＊情報かる・ける、薬剤師の認定資格にはどのようなものがある？一覧や取得するメリットを解説, https://karu-keru.com/info/job/ph/pharmacist-certification-qualification
＊ジョブメドレー, https://job-medley.com/tips/detail/864/?utm_source=yahoo&utm_medium=das&utm_campaign=das_general&utm_term=__c_620157517874&yclid=YSS.1001158690.EAlaIQobChMI7ruFy8jo_wIVkMJMAh1ccwKCEAAYASAAEgJUt_D_BwE
＊鈴木みずえ監修、『認知症の看護・介護に役立つよくわかるパーソン・センタード・ケア』、池田書店
＊「頭痛の診療ガイドライン」作成委員会編、頭痛の診療ガイドライン2021, 医学書院, https://www.jhsnet.net/pdf/guideline_2021.pdf
＊スマ保険、人間ドックの費用相場は？受けられる補助や保険は何がある？(taiyo-seimei.co.jp)
＊政府広報オンライン (gov-online.go.jp)、生活習慣病の予防と早期発見のために がん検診＆特定健診・特定保健指導の受診を！
＊政府広報オンライン、診療所や病院を適切に使い分けましょう。, https://www.gov-online.go.jp/useful/article/201603/5.html
＊総務省消防庁 (fdma.go.jp)、熱中症情報
＊田中榮、『成人看護学［10］運動器（系統看護学講座 専門分野）』、医学書院
＊田平武・浅田隆、『患者さん・家族からの質問に自信を持って答える 認知症の診断・治療・対応・予防Ｑ＆Ａ』、日本医事新報社
＊坪井正博、渡邉眞理、坪井香、『ナースのためのやさしくわかるがん化学療法のケア』、ナツメ社
＊東京都福祉局、「がん患者の就労等に関する実態調査」報告書、2019年3月
＊糖尿病情報センター、糖尿病とは、https://dmic.ncgm.go.jp/general/about-dm/010/010/01.html#01
＊鳥羽研二・許俊鋭監修、『認知症ケア・マネジメント図鑑 認知症ビジュアルガイド』、学研
＊日本イーライリリー、「患者さん・一般の方」向け糖尿病サイト 知りたい！糖尿病
＊日本医師会、たばこの健康被害、禁煙推進Webサイト (med.or.jp)
＊日本近視学会HP, 近視とは？, https://www.myopiasociety.jp/general/about/
＊日本サポーティブケア学会、『がん治療におけるアピアランスケアガイドライン2021年版』、金原出版
＊日本循環器病予防学会編、『循環器病予防ハンドブック第7版』、保健同人社
＊日本消化器病学会・日本肝臓学会編、『NAFLD/NASH診療ガイドライン2020（改訂第2版）』、南江堂
＊日本消化器病学会編集、患者さんとご家族のためのNAFLD/NASHガイド, https://minds.jcqhc.or.jp/n/pub/1/pub0188/G0001038
＊日本心エコー図学会、抗がん剤治療関連心筋障害の診療における心エコー図検査の手引, http://www.jse.gr.jp/guideline_onco2020-2.pdf
＊日本動脈硬化学会・日本医師会、動脈硬化性疾患予防のための脂質異常症治療のエッセンス、2014
＊日本脳卒中学会・協力日本脳卒中協会監修、啓発資材 脳卒中の予防・発症時の対応
＊日本脳卒中学会・日本循環器学会ほか、第1次脳卒中と循環器病克服5カ年計画 ストップCVD（脳心血管病）健康長寿を達成するために！, http://www.j-circ.or.jp/five_year/files/Digest_five_year_plan.pdf
＊日本脳卒中学会、脳卒中とは, https://www.jsts.gr.jp/common/overview.html
＊日本肥満学会、肥満症診療ガイドライン2022
＊萩原清文、『好きになる免疫学』、講談社
＊阪大微研のやわらかサイエンス感染症と免疫のＱ＆Ａ, ワクチンの反応はどうして起こるの？, https://biken.yawaraka-science.com/qa/detail/133
＊微生物検査.com (biseibutsukensa.com)、微生物検査, https://biseibutsukensa.com/microbialtest.html
＊肥満症治療と日本肥満学会が目指すもの, http://www.jasso.or.jp/data/magazine/pdf/medicareguide2022_05.pdf
＊病気スコープ (fdoc.jp)、冷え性, https://fdoc.jp/byouki-scope/disease/cold-sensation/
＊平澤秀人、『チェックリスト式認知症高齢者の心がわかる本』、講談社
＊武田百子、『いまどきナースのこころサポート 看護管理者が行う職場のメンタルヘルスサポート』、メヂカルフレンド社
＊松本俊彦 監修、『健康ライブラリーイラスト版 依存症がわかる本 防ぐ、回復を促すために出来ること』、講談社
＊松本俊彦 監修、『自分を傷つけてしまう人のためのレスキューガイド』、法研
＊メディカルノート (medicalnote.jp)、大人の喘息（ぜんそく）の症状と治療、日常生活の過ごし方, https://medicalnote.jp/contents/180307-002-LU
＊メディカルノート (medicalnote.jp)、冷え症, https://medicalnote.jp/diseases/冷え症
＊元雄良治著、『まるごとわかる！がん』、南山堂
＊矢内充、院内感染（医療関連感染）、日大医誌, 2017
＊労働安全衛生法に基づく健康診断の概要, https://www.mhlw.go.jp/shingi/2009/01/dl/s0119-4h.pdf
＊渡辺晋一、『系統看護学講座 専門分野II 皮膚 成人看護学12』第5版、医学書院
＊e-ヘルスネット（厚生労働省）(mhlw.go.jp)、アルコールによる健康障害, https://www.e-healthnet.mhlw.go.jp/information/alcohol-summaries/a-01
＊e-ヘルスネット（厚生労働省）(mhlw.go.jp)、喫煙
＊e-ヘルスネット（厚生労働省）(mhlw.go.jp)、脂質異常症（実践・応用）
＊e-ヘルスネット（厚生労働省）(mhlw.go.jp)、生活習慣病予防
＊e-ヘルスネット（厚生労働省）(mhlw.go.jp)、肥満と健康
＊Livingston G, et al. : Dementia prevention, intervention, and care: 2020 report of the Lancet Commission. Lancet 2020; 396(10248)
＊Maisonコーセーホームページ、紫外線のダメージをとことん知ってポイントを押さえた対策を身につけよう
＊NHK健康チャンネル, https://www.nhk.or.jp/
＊NPO法人キャンサーネットジャパン, [2018年度版] もっと知ってほしい前立腺がんのこと, https://www.cancernet.jp/zenritsusengan
＊VPDを知って、子どもを守ろう。, https://www.know-vpd.jp/vpd/index.htm
＊WHOガイドライン、認知機能低下および認知症のリスク低減

● 執筆者代表
渡邉眞理（わたなべ　まり）
　湘南医療大学 保健医療学部看護学科臨床看護領域（がん看護）教授
　がん看護専門看護師

● 執筆者
岡　多恵（おか　たえ）
　湘南医療大学 保健医療学部看護学科臨床看護領域（がん看護）
　がん看護専門看護師

三堀いずみ（みつほり　いずみ）
　湘南医療大学 保健医療学部看護学科臨床看護領域 助教
　緩和ケア認定看護師
　がん看護専門看護師

野口京子（のぐち　きょうこ）
　湘南医療大学 保健医療学部看護学科臨床看護領域（感染看護）講師
　感染症看護専門看護師

原田知彦（はらだ　ともひこ）
　神奈川県立足柄上病院 薬剤科 科長補佐
　がん指導薬剤師 / がん専門薬剤師

大社理奈（おおこそ　りな）
　神奈川県立がんセンター看護局
　がん看護専門看護師

谷島和美（やじま　かずみ）
　関東学院大学 看護学部精神看護学
　リエゾン・精神看護専門看護師

相馬麻美（そうま　まみ）
　医療法人五風会 さっぽろ香雪病院 看護部
　リエゾン・精神看護専門看護師

種市由香理（たねいち　ゆかり）
　社会福祉法人日本医療伝道会 衣笠病院
　老人看護専門看護師

鈴木姿子（すずき　しなこ）
　公立大学法人横浜市立大学附属病院
　慢性疾患看護専門看護師

- 装丁　　　　　　オフィスミィ
- イラスト　　　　Nom
- 図解作成　　　　あしか舎
- 編集協力・DTP　オフィスミィ

体のトリセツ
あなたの不調をナースがやさしく解説

令和 6 年 1 月 28 日　第 1 版発行

執筆者代表　　渡邉　眞理

発　行　者　　東島　俊一

発　行　所　　株式会社 法研

〒 104-8104　東京都中央区銀座 1-10-1
http://www.sociohealth.co.jp

印刷・製本　　研友社印刷株式会社

0103

小社は(株)法研を核に「SOCIO HEALTH GROUP」を構成し、相互のネットワークにより、〝社会保障及び健康に関する情報の社会的価値創造〟を事業領域としています。その一環としての小社の出版事業にご注目ください。